教你读懂
儿童血液病

**JIAONI DUDONG
ERTONG XUEYEBING**

主 编　张慧敏

天津出版传媒集团

天津科技翻译出版有限公司

图书在版编目（CIP）数据

教你读懂儿童血液病/张慧敏主编. —天津:天津科技翻译出版
有限公司,2014.10
ISBN 978 – 7 – 5433 – 3444 – 1

Ⅰ. ①教…　Ⅱ. ①张…　Ⅲ. ①小儿疾病 – 血液病 – 防治
Ⅳ. ①R725.5

中国版本图书馆 CIP 数据核字(2014)第 214642 号

出　　　版:天津科技翻译出版有限公司
出 版 人:刘 庆
地　　　址:天津市南开区白堤路 244 号
邮政编码:300192
电　　　话:(022)87894896
传　　　真:(022)87895650
网　　　址:www.tsttpc.com
印　　　刷:天津市蓟县宏图印务有限公司
发　　　行:全国新华书店
版本记录:787×1092　16 开本　13.75 印张　170 千字
　　　　　2014 年 10 月第 1 版　2014 年 10 月第 1 次印刷
　　　　　定价:25.00 元

编委名单

主　编　张慧敏

主　审　竺晓凡

编写人员　(按姓氏笔画为序)

王　敏　吕　莹　许　莹　张慧敏

陈毓雯　赵素玉　侯锦媛　唐　莉

康　艾　甄佳静

推荐序一

随着医学科学发展的日新月异，血液病的诊疗水平有了突飞猛进的进展。儿童血液病虽然起步较晚，但是，随着对外交流的增加，以及我国致力于儿童血液病诊治领域的广大医务工作者的不懈努力，近十年来其疗效得到持续提高。大多数的儿童白血病都能得到临床治愈，一些遗传性、先天性疾病借助先进的筛查手段，其诊疗水平也在不断提高。但是，由于很多大众对儿童血液病的认知还停留在过去，认为儿童血液病是治疗无望且耗资巨大的疾病，许多患儿家长因此放弃了治疗。

儿童的健康关系着国家的未来。近年，我国相继出台了一系列儿童大病保障措施，如：涵盖儿童的城镇医疗社会保障、新农合等医疗保险制度，对儿童白血病等重大血液病给予了基本保障，明显减轻了患病家庭的经济负担。除此之外，由国家卫生计划委员会制定颁布的儿童急性淋巴细胞白血病、儿童早幼粒细胞白血病、儿童特发性血小板减少性紫癜等临床路径的实施，保证了治疗的规范性。

中国医学科学院血液病医院儿童血液病诊疗中心是一支具备儿科和血液科专业知识，集医疗、科研、教学为一体的高素质医疗团队。该团队在国内率先开展疑难和罕、少见儿童血液病，如先天性纯红细胞再生障碍性贫血(DBA)、先天性红细胞增生异常性贫血(CDA)、先天性中性粒细胞减少症(SCN)和幼年型粒单核细胞白血病(JMML)等诊治研究。其相继开展的白血病患儿分层治疗方案、儿童急性淋巴细胞白血病的细胞遗传学等研究，使白血病患儿的无病生存率大大提高，她们达到国际先进水平。

本书的作者均来自于临床一线,理论及实践知识都非常丰富,结合医学发展的历史、现状及读者医学水平和接受水平编写了此书,本书涵盖了儿童血液病的各个病种,对病因、发病机制、临床表现、治疗及研究进展都有恰当的深度,从一定程度上填补了大众对儿童血液病知识方面的空白,是一本适合大众阅读的医学科普读物。

推荐序二

近年来,随着儿童急性白血病救治患儿数量不断上升,儿童血液病越来越为人们所关注。以往人们谈及血液病通常认为是一种十分可怕的疾病,但实情远非如此。一般来讲,血液病的发病并非单一因素引起,血液病的危险因素与饮食、环境、感染、遗传、药物及精神等密切相关。以常见的缺铁性贫血为例,由于膳食结构的不合理、儿童的生长发育迅速等原因,是各年龄组儿童患病率很高的常见血液病,如掌握它的发病原因并予以积极的预防,即可达到减少或杜绝疾病的发生。

儿童血液系统恶性肿瘤最常见的是急性白血病,尤其是急性淋巴细胞白血病,它在儿童恶性肿瘤中占首位,很多人认为白血病是一种不治之症,但随着医学科学的不断进步,儿童白血病尤其是儿童急性淋巴细胞白血病的疗效已有了相当大的改观,已有近70%~80%的儿童可以达到5年无病生存乃至治愈;以往死亡率高达90%以上的严重型再生障碍性贫血目前的治疗有效率已达60%~70%;急性早幼粒细胞白血病(M3)已有相当多的患者得到彻底治愈。某些与遗传因素相关的血液病,如蚕豆病、血友病等虽不能达到根治目的,但早期诊断后可以采取积极的预防和治疗措施使疾病对患儿的危害降至最低。

相信随着医学科学的不断发展和新的治疗手段的不断成熟,科学会带给血液病患儿意想不到的福音。

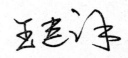

前　言

　　血液病是原发于造血系统的疾病，或影响造血系统伴发血液异常改变，以贫血、出血、发热为特征。儿童血液病发病隐袭，病状隐匿，即使患病，患儿及家长常不能自己察知，及时就医。因此提高对本病的认识，早期发现，早期治疗，减轻对身体的伤害，尤为重要。本书是一本医学科普类读物。全书以通俗易懂的语言介绍了血液病的基本概念、各类常见儿童血液病的发病原因、临床表现、治疗原则等儿童血液病的基本知识，旨在提高人们对儿童血液病的认识，积极预防，从而降低儿童血液病的风险。

　　本书的作者均为长期从事儿童血液病的一线人员，内容编写力求达到条理清晰、科学、严谨。但由于医学科学的迅猛发展以及作者水平有限，书中难免会有错误及不足之处，敬请读者及同行不吝指正。

致　谢

　　本书结稿之际，首先非常感谢我中心竺晓凡教授在本书编写过程中给予的悉心指导。她在繁忙的工作之余从目录的编选、到书中内容的科学性、严谨性等方面都给予了很多宝贵意见，使我们在编写过程中对全书的定位及条理性更加清晰。本书的顺利出版还得到了我院邹尧教授、陈玉梅教授和陈晓娟教授的大力支持。他们长期从事儿童血液病的临床一线工作，对各类儿童血液病诊治都有非常丰富的经验和自己独到的见解，他们帮助我们查阅了大量的文献资料、参与稿件的审阅，有了他们的帮助和支持，才使得我们在编写过程中能够尽量把儿童血液病的新进展、新理论呈现给广大读者。本书的出版还得到了我院护理部马新娟主任和所院领导的关注与支持，在此一并表示深深的谢意！

编者

目　　录

第一章

儿童血液病基本概念

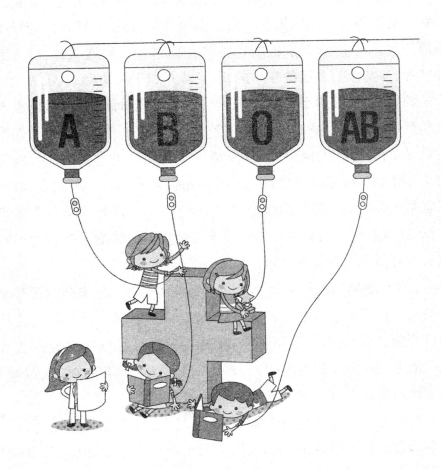

1.血液的组成成分和功能

血液由血浆和悬浮其中的血细胞组成。血浆是血液的液体成分，约占全血的 50%～60%，血浆中除含有大量的水分外（约 90%），还有各种血浆蛋白、无机盐、葡萄糖、激素等物质。血细胞分为红细胞、白细胞和血小板。血液的主要功能包含运输、调节人体温度、防御、调节人体渗透压和酸碱平衡 4 个功能。

（1）血浆的功能：血浆的主要功能是运载血细胞、运送营养物质和废物。溶质以血浆蛋白为主。血浆蛋白分为白蛋白、球蛋白和纤维蛋白原三类。血浆蛋白质的功能有：维持血浆胶体渗透压；组成血液缓冲体系，参与维持血液酸碱平衡；运输营养和代谢物质，血浆蛋白分解产生的氨基酸，可用于合成组织蛋白质或氧化分解供应能量；参与凝血和免疫作用。血浆的无机盐主要以离子状态存在，这些离子在维持血浆晶体渗透压、酸碱平衡，以及神经－肌肉的正常兴奋性等方面起着重要作用。血浆的各种化学成分常在一定范围内不断地变动，其中以葡萄糖、蛋白质、脂肪和激素等的浓度最易受营养状况和机体活动情况的影响，而无机盐浓度的变动范围较小。血浆的理化特性相对恒定是内环境稳态的首要表现。

（2）红细胞（erythrocyte，red blood cell）的功能：红细胞内含有丰富的血红蛋白（Hb），其主要功能是把氧从肺带到组织，把二氧化碳从组织带到肺。血红蛋白量低于正常值称为贫血。红细胞的数目及血红蛋白的含量可有生理性改变，如婴儿高于成人，运动时多于安静状态，高原地区居民大都高于平原地区居民。

红细胞的渗透压与血浆相等，使出入红细胞的水分维持平衡。当血浆渗透压降低时，过量水分进入细胞，细胞膨胀成球形，甚至破裂，血红蛋白逸出，称为溶血（hemolysis）。

　　红细胞的细胞膜,除具有一般细胞膜的共性外,还有其特殊性,例如,红细胞膜上有 ABO 血型抗原。外周血中除大量成熟红细胞以外,还有少量未完全成熟的红细胞,称为网织红细胞(reticulocyte),在成人中约为红细胞总数的 0.5% ~ 1.5%,新生儿较多,可达 3% ~ 6%。贫血患者如果造血功能良好,其血液中网织红细胞的百分比值增高。因此,网织红细胞的计数有一定临床意义,它是贫血等某些血液病的诊断、疗效判断和估计与指标之一。

　　(3)白细胞(leukocyte,white blood cell)的功能:白细胞主要参与机体防御和免疫。通过免疫过程,可提高机体对某些疾病的抵抗力。成人白细胞的正常值为 4 ~ 10 × 10⁹/L。男女无明显差别。婴幼儿稍高于成人。白细胞又分为中性粒细胞、嗜酸性粒细胞、嗜碱性粒细胞、单核细胞和淋巴细胞。

　　中性粒细胞(neutrophilic granulocyte,neutrophil)占白细胞总数的 50% ~ 70%,是白细胞中数量最多的一种。当机体受细菌严重感染时,其比例显著增高。中性粒细胞低于 $0.5 × 10^9/L$ 称为中性粒细胞缺乏,可导致各种感染的发生。

　　嗜酸性粒细胞(eosinophilic granulocyte,eosinophil)占白细胞总数的 0.2% ~ 5%。它能吞噬抗原抗体复合物,释放组胺酶灭活组胺,从而减弱过敏反应。嗜酸性粒细胞还能借助抗体与某些寄生虫表面结合,释放颗粒内物质,杀灭寄生虫。故而嗜酸性粒细胞具有抗过敏和抗寄生虫作用。在过敏性疾病或寄生虫病时,血液中嗜酸性粒细胞增多。

　　嗜碱性粒细胞(basoophilic granulocyte,basophil)数量最少,占白细胞总数的 0 ~ 1%。具有抗凝血作用,参与过敏反应。

　　单核细胞(monocyte)占白细胞总数的 3% ~ 8%。它是白细胞中体积最大的细胞。单核细胞和巨噬细胞都能消灭侵入机体的细菌,吞噬异物颗粒,消除体内衰老损伤的细胞,并参与免疫,但其功能不及巨噬细胞强。

淋巴细胞(lymphocyte)占白细胞总数的20%~30%。根据发生部位、表面特征、寿命长短和免疫功能的不同,至少可分为T细胞、B细胞、杀伤(K)细胞和自然杀伤(NK)细胞等四类。T细胞参与细胞免疫,如排斥异体移植物、抗肿瘤等,并具有免疫调节功能。B细胞受抗原刺激后增殖分化为浆细胞,产生抗体,参与体液免疫。

(4)血小板的功能:是由骨髓巨核细胞演变而来的。正常人约1/3的血小板在脾脏内暂时被滞留,脾脏内的血小板与外周血循环中的血小板保持动态平衡。血小板在体内的平均寿命为10天,此后,血小板被单核 – 吞噬系统清除。血小板的基本功能为黏附、聚集和释放。在正常血液循环中,血小板处于静息状态,当血管破损,血小板可直接或通过血浆蛋白黏附在血管破损处皮下组织,血小板之间相互黏附、聚集成团,在血管破损处形成早期止血栓达到止血功能。

2. 儿童造血系统的组成及特点

小儿造血系统的组成与成人相同,包括红细胞系统、粒细胞系统、巨核细胞血小板系统、单核 – 巨噬细胞系统、淋巴细胞和浆细胞系统等。

人体造血根据发育时期的不同分为胚胎、胎儿造血期和出生后造血期。胚胎、胎儿造血期可进一步分为卵黄囊造血期、肝脏造血期和骨髓造血期。不同时期的造血具有不同的特点。

卵黄囊造血期从胚胎形成后2周约持续至胎龄的第10周。造血细胞起源于胚外中胚层的原始间叶细胞,卵黄囊壁上的胚外中胚层细胞在胚胎发育的第2周末分裂增殖聚集成为血岛,血岛中含有原始血细胞,它们只能合成胎儿血红蛋白。胚胎发育到胎龄第6周时,血岛明显缩小,原始血细胞明显减少,至胎龄第10周时,血岛基本消失。

肝脏造血期约在胚胎第5周开始,随后肝脏内的造血干细胞则逐渐增多,逐步代替了卵黄囊造血。妊娠3～6个月期间肝脏成为胎儿主要的造血场所,随后肝脏造血逐渐减少,妊娠8～9个月时,胎儿肝脏内造血细胞已明显减少。胎儿肝脏内的造血干细胞来源于卵黄囊的血岛,或者由肝脏内未分化的多能间叶细胞直接分化而来。胎儿肝脏主要产生红系细胞,以及部分粒系细胞和少量巨核细胞。

骨髓造血期开始于妊娠3个月,此时长骨骨髓开始出现造血细胞,随后骨髓腔中造血细胞逐渐增多,妊娠7个月时所有骨髓腔均充满造血组织,妊娠8个月后,骨髓增生极度活跃而且脂肪细胞很少,外观呈红色,称之为红髓。骨髓造血以粒系细胞增生占优势,其次为红系细胞,巨核细胞较少。骨髓的旺盛增生状态一直保持到出生后5岁左右。

出生后,造血场所主要是骨髓,但是在某些病理情况下可以出现髓外造血情况。肝脏是发生髓外造血最常见的场所,脾脏和淋巴结也是较常见的部位。3～4岁前人体全身骨髓均为红髓,到青春期,管状骨骨髓内的造血细胞逐渐被脂肪细胞取代。当红骨髓内脂肪组织增多后,外观呈黄色,称之为黄骨髓。随着年龄的增大,黄骨髓逐渐从四肢骨骼的远心端向近心端扩展,在成人红骨髓与黄骨髓约各占一半,红骨髓主要分布在扁平骨、椎骨及管状骨的干骺端的松质骨中,黄骨髓主要填充在管状骨、长骨骨髓腔中。当机体造血需求增加时,黄骨髓可很快变成红骨髓,恢复造血功能。在儿童和少年由于骨髓的成分以红髓为主。因此,某些病理情况下,如急性失血时,只能紧急动员髓外造血部位进行造血,这也是儿童较成人更易发生肝脏、脾脏和淋巴结肿大的原因。

3. 儿童血液的正常值

由于儿童具有不断生长发育的特点,在不同年龄组其正常值是不同的。

（1）红细胞：由于胎儿期及出生后机体组织氧含量的不同，红细胞的生成及红细胞相关参数存在明显差别（见表1）。小儿血容量相对成人较多，新生儿约（70～100）mL/kg，婴儿及儿童为（75～80）mL/kg，早产儿为（90～108）mL/kg。

胎儿血红蛋白（HbF）出生时占 55%～85%，生后 2 个月降至 40%～50%，4 个月时降至 10% 以下，1 岁后与正常成人水平相同，在 2% 以下。

游离红细胞原卟啉（FEP）是幼红细胞和网织红细胞合成血红蛋白过程中形成的非血红素原卟啉IX而残留在新生儿红细胞内的物质，小于 2 个月的新生儿可有生理性增高的现象。成人 FEP 正常值为 < $0.9\mu mol/L$，其数值的增高提示有缺铁或铅中毒的可能。

（2）白细胞：出生时，外周血白细胞总数可达 $20 \times 10^9/L$，生后数小时逐渐增加，于生后 24 小时达高峰，以后渐降，至生后 2 周降至 $12 \times 10^9/L$，维持整个婴儿期。5～6 岁时为 $9 \times 10^9/L$，学龄期为 $8 \times 10^9/L$，此后达正常成人水平（4～10）$\times 10^9/L$。

出生时中性粒细胞占 60%～65%，而淋巴细胞占 30%～35%，生后 4～6小时两种细胞比例相等，出现第 1 次交叉现象。此后淋巴细胞比例增高，4～6 个月时淋巴细胞比例达最高（70%），以后渐减少，至 3～5 岁时形成第二个交叉现象。5 岁后中性粒细胞占多数（50%～70%），并持续终身。嗜酸性粒细胞出生时较少，以后维持在 2%～4% 水平。嗜碱性粒细胞出生至成年几乎稳定不变为 0.2%～0.5%。单核细胞在出生后 5 天内可有暂时性增多达 10% 左右，以后维持在 5%～7%。

（3）血小板：血小板的数值波动较大。脐带血中血小板达 $290 \times 10^9/L$，生后 48 小时内降至 $150 \times 10^9/L$，2 周后回升至 $300 \times 10^9/L$。体重小于 1 700 克的早产儿血小板常偏低（$95 \times 10^9/L$），新生儿血小板

（100～400）×10^9/L,出生后 6 个月始血小板数量与成人相同为（150～350）×10^9/L,并维持终身。

表 1　不同年龄组 RBC、Hb、血细胞比容、MCH、MCV 及 MCHC 的正常值

	血红蛋白 （g/L）		血细胞 比容（%）		红细胞 计数 （×10^{12}/L）		MCV （fl）		MCH （pg）		MCHC （g/L）	
	M	−2SD	M	−2SD	M	−2SD	M	−2SD	M	−2SD	M	−2SD
脐血	165	135	51	42	4.7	3.9	108	98	34	31	330	300
1 周	175	135	54	42	5.1	3.9	107	88	34	28	330	280
2 周	165	125	51	39	4.9	3.6	105	86	34	28	330	280
1 个月	140	100	43	31	4.2	3.0	104	85	34	28	330	290
2 个月	115	90	35	28	3.8	2.7	96	77	30	26	330	290
3～6 个月	115	95	35	29	3.8	3.1	91	74	30	25	330	300
0.5～2 岁	120	105	36	33	4.5	3.7	78	70	27	23	340	300
2～6 岁	125	115	37	34	4.6	3.9	81	75	27	24	340	310
6～12 岁	135	115	40	35	4.6	4.0	86	77	29	25	340	310
12～17 岁												
女性	140	120	41	36	4.6	4.1	90	78	30	25	340	310
男性	145	130	43	37	4.9	4.5	88	78	31	25	340	310
18～49 岁												
女性	140	120	41	36	4.6	4.0	90	80	30	26	340	310
男性	155	135	47	41	6.2	4.5	90	80	30	26	340	310

注:MCV:红细胞平均体积;MCH:血细胞平均血红蛋白含量;MCHC:红细胞平均血红蛋白浓度;
　　M:平均值;SD:标准差。

 ## 4.血液病的定义

血液病是以血液、造血器官及出、凝血机制的病理变化为主要表现的疾病。医学上血液病分为原发性和继发性两大类。原发性血液病是指血液、造血器官和出、凝血机制本身的异常;继发性血液病是指人体其他各个系统和器官的疾病所造成的血液学异常。几乎全身所有器官和组织的疾病都能引起血象的改变,甚至有些还可以引起严重和持久性的血液学异常。例如,慢性感染、恶性肿瘤、内分泌疾患等可以继发顽固性贫血;各种感染、中毒、恶性肿瘤等可以继发类白血病反应;慢性心肺疾病、某些肾脏疾病、少数分泌促红细胞生成激素的肿瘤可以继发红细胞增多等。许多专家估计,就患者数量而言,继发性血液病可能远多于原发性血液病。但随着科学研究的发展,这种分类也不是绝对的,以前认为是"原发性"的疾病实际上有其特定的发病原因,是继发于某些因素的。例如恶性贫血,过去一直被划为原发性血液病的范畴,现已查明此病的基本病因是缺乏与食物中的维生素 B_{12} 结合的内因子,导致肠道的维生素 B_{12} 吸收障碍而引起贫血。目前,有人认为内因子缺乏是细胞介导的自身免疫反应性慢性胃炎所致。因此,现在认为某些继发性血液病也应包括在血液病的范畴之内。

 ## 5. 儿童血液病范围及特点

临床上按疾病所累及的血细胞将小儿血液病分为红细胞疾病、白细胞疾病、血小板与止血机制异常性疾病等。

血液系统疾病并非独立存在,它的发病与机体免疫系统功能失调密不可分,随着对疾病本质的认识提高,血液系统疾病的分类在不断完善。

小儿血液病首先应具有血液病的一般特点:

(1)代表性症状和体征,如皮肤黏膜苍白、出血倾向、肝脏、脾脏及淋巴结肿大、发热等,但均缺乏特异性。

(2)因代表性症状、体征无特异性,因此血液病的诊断是以实验室诊断为主要手段。

(3)全身各组织、器官的疾病均可引起血液学异常改变,甚至引起严重的或持久的血液学异常,如慢性感染引起的贫血、病毒性肝炎后的再生障碍性贫血、结缔组织病所致的贫血或(和)白细胞减少或(和)血小板减少等。因此,应仔细鉴别,寻找原发病。

由于小儿造血的特点,小儿血液病又具有与成人血液病的不同特点:

(1)小儿处于不断地生长、发育阶段,营养的补充必须满足身体生长发育的需要和血细胞正常代谢的需要,否则易发生营养性贫血。

(2)小儿的骨髓主要为红髓,很难承担额外的造血需求,肝、脾大及外周血中出现幼稚粒、红细胞的髓外造血现象极易发生,也较成人易发生造血功能衰竭。

(3)小儿造血功能不如成人稳定,在外界刺激下易出现细胞过度增生(类白血病反应)或过度抑制(急性骨髓造血功能停滞)的现象。

(4)许多小儿血液病与遗传有关,如先天性溶血性贫血(遗传性球形红细胞增多症、地中海贫血等)、脂质贮积病(戈谢病、尼曼-匹克病)、血友病、血小板无力症等。

(5)新生儿和早产儿时期的血液病常由母体与胎儿之间相互作用所致,如母子血型不合(ABO、Rh)引起的新生儿溶血症、宫内胎儿由母体产生抗胎儿血小板抗体所致的先天性血小板减少症等。

(6)小儿白血病中急性淋巴细胞白血病(ALL)约占 75%~80%,而急性髓细胞白血病(AML)占 20%~25%,与成人恰恰相反。小儿ALL 的预后明显好于成人。

(7)小儿的淋巴组织在防御入侵的病原体时起重要的免疫和屏障作用,因此较成人发育旺盛,病原菌入侵后常表现为淋巴结肿大及外周血中淋巴细胞比例增高。

6. 儿童血液病常见症状及体征

与其他儿科疾病一样,小儿血液病很多症状与体征是由家长或他人发现。除代表性症状和体征外,还包括胎次、母亲孕前及孕期状况、孕期服用过的药物、出生时情况、生后有无新生儿黄疸、预防接种情况、患儿双亲的职业等。若疑诊患儿的疾病与遗传有关,更应详细询问其家族史,并以图示方式描述出遗传规律,以便于临床分析。

小儿血液病常见症状及体征如下:

(1)贫血:依贫血程度及进展速度的不同,临床可表现为倦怠、学习能力及注意力下降、颜面及口唇苍白、头昏、活动后心悸气促、起立时眼前昏黑,直至精神差不能胜任学习或体育课,甚至嗜睡等。

1)贫血症状发生的急缓与疾病的关系:急性白血病、急性再生障碍性贫血、急性血管内溶血等的贫血症状,一般发生急进展快,数周甚至数日内即发展到很严重的程度。慢性再生障碍性贫血、巨幼细胞贫血、某些溶血性贫血等贫血症状相对轻,就诊时病程多为数周乃至数月。缺铁性贫血、某些溶血性贫血则起病隐袭,进展缓慢,就诊时病程常为数月甚至数年。一般而言,贫血发生急、进展快者,常有明显症状;发生慢、进展缓者,由于机体的代偿及适应能力,常常症状较轻。

有些溶血性贫血,如阵发性睡眠性血红蛋白尿(PNH)、遗传性球形红细胞增多症可呈现明显的发作与自行缓解交替的特点。而各种遗传性贫血则常于婴幼儿或儿童时期开始发病。

2)贫血时伴随症状与疾病的关系:恶性血液病如白血病常同时伴有出血、发热等征象。急性再生障碍性贫血等,病程中除贫血外常伴有出血和发热。溶血性贫血当发生急性再生障碍危象时可伴有高热。

某些特殊的伴随症状,如溶血性贫血可有黄疸,血管内溶血可有酱油色或葡萄酒色尿;巨幼细胞贫血可有口舌灼痛;恶性贫血可有感觉异常、步态不稳;缺铁性贫血可有吞咽时胸骨后疼等。

3)可引起继发性贫血的疾患:慢性感染、胃肠道出血、恶性肿瘤、内分泌疾患、肝肾疾患等。对进入青春期的女孩还需注意月经史、生殖器官有无肿瘤等。

(2)出血倾向:血液病的出血倾向是凝血、止血机制异常的结果。出血可发生于身体的任何部位。其特点为无明显诱因的出血或诱因与出血的严重程度不成比例;有诱因的出血不易止血(如术后刀口渗血、肌肉注射部位血肿等),对常用止血药物治疗反应不佳。

1)出血部位与疾病的关系:反复多部位的出血常提示凝血、止血机制异常。反复单一器官出血则需排除非血液病引起局部血管破损的可能性。反复发生大关节和肌肉血肿并后遗关节畸形则是血友病的特征性表现。

2)出血特点与疾病的关系:发生于皮肤和黏膜的出血点和淤斑常提示血小板或毛细血管功能异常,特点是表浅部位破损后出血明显且持续时间较长,但极少发生深部组织血肿或延迟性出血。凝血机制障碍所致出血的特点则是发生深部组织或关节血肿,较深部位外伤后出血时间长不宜止,容易发生延迟性出血。

3)出血的伴随表现与疾病的关系:局部血管破损或继发性止血机制障碍所致的出血可有原发疾病的各种表现。非出血性疾病的血液病出血常同时有贫血,肝、脾或淋巴结肿大等征象。原发性出血性疾病则以出血倾向为突出表现,很少伴随其他症状,如短期内大量出血(如血友病的消化道出血、腹腔内出血及大关节血肿;血小板减少性紫癜时的大量鼻出血等)可合并有失血性贫血。

(3)发热和容易罹患感染:血液病的发热多数是由于合并感染所致,同时伴有感染的表现。但某些血液病,发热就是其固有症状之一,如严重贫血、慢性粒细胞白血病等可有低热,各种恶性血液病、溶血性贫血的急性再生障碍危象等可有中等度发热乃至高热,但热型无规律。淋巴瘤患者可呈现周期性发热。通常血液病的发热常同时伴有贫血、出血,肝、脾或淋巴结肿大等其他血液病症状,鉴别并不困难。但少数淋巴瘤和恶性组织细胞病,在一定时期内发热可以是唯一突出的临床表现,常常造成误诊。

血液病容易罹患感染主要见于各种恶性血液病、急性再生障碍性贫血、粒细胞缺乏症或粒细胞功能缺陷性疾患,以及免疫缺陷病等。其原因是机体防御功能减低。表现为反复发生的感染,尤其是口腔、肛门周围、皮肤和软组织、呼吸系统等部位,特点是感染较难控制,对常规剂量抗生素治疗反应不佳,易发生败血症。

(4)其他可能与血液病有关的症状

1)体重减轻:可见于恶性血液病,尤其是恶性淋巴瘤。

2)慢性无痛性淋巴结肿大:见于淋巴瘤、急性淋巴细胞白血病及其他淋巴组织增生性疾患。

3)皮肤淤斑:无痛性淤斑可见于出血性疾患;痛性淤斑可见于血栓性血小板减少性紫癜、白血病细胞浸润伴有出血。

4)黄疸:见于溶血性贫血及巨幼细胞贫血。

5)发绀:见于高铁血红蛋白血症、硫化血红蛋白血症、血红蛋白 M 病等。

6)视力障碍:可见于视网膜或玻璃体积血,血液高黏滞综合征等。

7)口、舌灼痛:可见于巨幼细胞贫血。

8)反复口、舌溃疡:可见于粒细胞缺乏症、白细胞减少症及白血病等。

9)异嗜癖、吮指:可见于缺铁性贫血。

10)急性腹疼:可见于腹型过敏性紫癜、急性间歇性卟啉病、慢性粒细胞白血病的脾梗死、溶血性贫血的急性溶血等。

11）肝、脾大：见于传染性单核细胞增多症、急性白血病、组织细胞增生症以及遗传性红细胞增多症、地中海贫血等。

12）酱油色或葡萄酒色尿：可见于阵发性睡眠性血红蛋白尿症、阵发性冷性血红蛋白尿症、行军性血红蛋白尿症、蚕豆病、卟啉病等。

13）剧烈腰背痛：可见于急性溶血及白血病细胞浸润神经根。

14）骨痛：可见于急性白血病、骨髓转移瘤（神经母细胞瘤）等。

15）关节肿痛：可见于过敏性紫癜及儿童急性淋巴细胞白血病等。

16）雷诺现象：可见于慢性原发性冷凝集素综合征和冷球蛋白血症。

17）神经系统症状：感觉异常和步态不稳见于恶性贫血；腕、足下垂可见于铅中毒；一过性麻痹或意识障碍等可见于血液高黏滞综合征。

18）精神症状：可见于卟啉病等。

（5）病史与疾病的关系

1）药物或毒物史：很多药物可引起血液病或血液学异常，包括某些抗生素、解热镇痛药、镇静药、抗抑郁症药、抗癌药、抗甲状腺药、抗癫痫药、抗组胺药等。它们引起的血液系统疾病包括粒细胞和（或）血小板减少、再生障碍性贫血、溶血性贫血、巨幼细胞贫血、高铁血红蛋白血症、卟啉病等。此外，放射线、苯、重金属以及其他许多化学物质亦可引起上述各种血液病。

2）营养状况及饮食习惯：营养性贫血与喂养方式，婴幼儿辅食添加时间，年长儿不良饮食习惯，如偏食、食素等有关。

3）生长发育史：仔细了解患儿发育是否与同龄儿相当；学习能力及性格行为是否异常等。

4）月经史：10岁以上女性患儿月经过多可以是再生障碍性贫血、缺铁性贫血、出血性疾患的表现，又可以是缺铁性贫血的原因。

5）家族史：某些血液病（如溶血性疾患、出血性疾患等）是遗传性疾病,需注意家族中有无类似患者。另外,某些遗传性血液病多见于某些地区、某些民族,需要注意患儿来自何地、民族、祖籍,并注意患儿父母是否近亲结婚,患儿母亲是否有习惯性流产、死胎、死产,患儿同胞中有年幼夭折等可能与遗传病有关的各种情况。必要时,应做全面的家系调查。另有一些血液病,如白血病等恶性血液病,应注意家族中有无同类或其他恶性肿瘤患者。

7. 血液病是否都是不治之症

日常生活中,人们提及血液病都认为是耗资巨大又无望治愈的一种可怕的疾病。血液病的概念已如前所述,它包括原发性和继发性两大类,继发其他原因的血液病,如缺铁性贫血、叶酸及维生素 B_{12} 缺乏的巨幼细胞贫血、过敏性紫癜、类白血病反应及传染性单核细胞增多症等,当去除诱因后予以积极的治疗可以达到治愈的目的。具有遗传因素的血液病在掌握遗传规律的基础上,通过产前诊断积极预防,也可以达到优生优育、避免或减少发病的目的。对已发病的患者,如果积极的预防和治疗,可使疾病减轻发作,将损失减少到最低程度,如血友病、蚕豆病及地中海贫血等。随着医学科学的发展和治疗手段的不断提高,以往认为不治之症的某些恶性血液病也获得了很好的疗效。如急性非淋巴细胞白血病的缓解率可达 60%~80%,5 年以上的生存病例可达 40% 以上;儿童急性淋巴细胞白血病的缓解率可达 100%,5 年生存率可达 60%~80%,部分病例可以治愈。由此可见,随着医学科学的发展和对血液病认识的进一步深入,相信不久的将来能够攻克各种疑难的血液病,以彻底改变人们的"血液病是不治之症"的观念。

8. 儿童血液病常规化验及检查项目

小儿血液病的症状和体征无明显的特异性,绝大部分血液病的确诊需要依靠化验检查来确定。首先应进行血液常规化验,之后根据血液常规化验的结果决定是否进行骨髓穿刺或骨髓活检检查及通过骨髓穿刺,以及活检所需检查的项目。

　　血液常规检查是发现血液病的最基本的检查,它们的数值若高于或低于正常值均提示有血液病的可能,需进一步检查以明确诊断。血液常规检查的项目有红细胞计数(RBC)、血红蛋白含量(Hb)、红细胞压积测定(HCT)、平均红细胞体积测定(MCV)、平均血红蛋白浓度测定(MCHC)、平均血红蛋白含量测定(MCH)、网织红细胞计数(Ret)、白细胞计数(WBC)、白细胞分类(DC)和血小板计数(PLT)。

 ## 9. 什么是骨髓穿刺　骨髓穿刺对人体有害吗

　　随着科学技术的发展,各种诊断技术和检查手段已日益完善,但是对血液病患者来说骨髓穿刺检查是最基本、最重要的检查。骨髓穿刺术是通过吸取适量骨髓液进行骨髓象检查,以协助诊断,了解骨髓造血功能。适用于贫血、白血病、血小板减少性紫癜等疾病的诊治。骨髓穿刺的部位有髂骨(髂前上棘、髂后上棘)、胸骨、脊突。但3岁以下的小儿有时也取胫骨内侧作为穿刺点。临床上常用的穿刺部位以髂骨前、后上棘为主,有些疾病如再生障碍性贫血、转移癌瘤等需多部位穿刺检查方能确诊。

　　有些人把骨髓穿刺检查误认为是"抽脊髓",说可引发痴呆或行走困难,这完全是一种误解。骨髓穿刺检查的部位是在骨骼,此部位骨性标志清楚,周围无大血管及神经主干,因此穿刺检查本身是安全的。因需局部麻醉,有些人可因麻药过敏而出现意外,但仔细询问药物过敏史即可避免此类事件发生。了解骨髓检查的必要性和安全性,就可消除紧张和恐惧心理,积极配合医生检查使疾病尽早得到诊断和治疗。

10. 什么是骨髓活检 骨髓活检与骨髓穿刺的关系

所谓骨髓活检就是在骨髓穿刺时抽取骨髓活体组织化验。操作方法与骨髓穿刺术完全相同,取出的材料保持了完整的骨髓组织结构,能弥补骨髓穿刺的不足。骨髓活检与骨髓涂片检查是相辅相成的,骨髓活检可有效提高骨髓异常增生性疾病诊断的准确率。

骨髓活检能了解骨髓的全面增生程度、细胞密度及布局,同时可观察骨小梁、血管、脂肪和结缔组织基质间的解剖关系,而且通过骨髓活检可以发现骨髓穿刺检查涂片不易发现的病理性变化,对相关疾病的诊断和造血微环境的研究有重要意义。某些血液病患者因为各种原因导致骨髓异常,在进行骨髓穿刺时抽不出骨髓,形成医学上所说的"干抽",为了解骨髓真实造血情况就需要进行骨髓活检。另外,骨髓活检还应用于以下几种情况:①多次骨髓穿刺取材失败;②为正确判断血细胞减少患者骨髓的真实造血状态以明确诊断;③对各种急、慢性白血病和骨髓增生异常综合征明确诊断、化疗效果判定、预后评估;④判断骨髓的铁储存,尤其是怀疑储存铁降低或缺铁时。

 11. 腰穿的目的及意义

(1)通过检查脑脊液性质,协助诊断是否患有血液及非血液系统疾病伴中枢神经系统损害,如出血、中枢神经系统白血病等。

(2)鞘内注射化疗药物,预防和治疗中枢神经系统白血病。

(3)测定颅内压力:脑血管意外的诊断与鉴别诊断,包括脑出血、脑梗死、蛛网膜下隙出血等。

(4)留取少量脑脊液培养,了解有无颅内感染。

第二章

血液病的危险因素

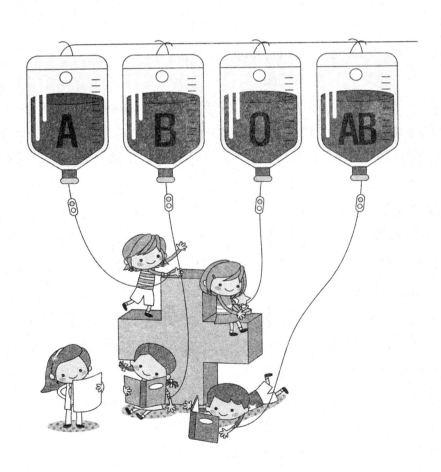

12. 儿童血液病的危险因素有哪些

一般来讲,儿童血液病的发病并非单一因素引起的,而是多种因素共同作用的结果。通常与下列因素密切相关,其中包括环境因素、感染因素、遗传因素、药物因素、饮食因素、精神因素等。

13. 哪些药物容易并发血液病

药物如同其他物质一样都具有其两面性,它既可以治疗疾病,也可因其毒性副作用而损害人体健康,甚至可以引起其他疾病,其中包括血液病。与血液病发病密切相关的药物有以下几类:

第一类是骨髓抑制性药物,常用于治疗肿瘤或自身免疫性疾病。任何人接触到足够大的剂量都会发生骨髓损害,如骨髓抑制引起的白细胞减少、血小板减少、贫血,甚至白血病或其他恶性肿瘤等。这些药物包括各种抗癌药物,如环磷酰胺、氮芥、5-氟脲嘧啶、氨甲蝶呤等。

第二类是由于个别人体质特殊,对小剂量的某些药物发生类过敏样反应而引起血液系统改变,也可能由于某些药物应用到一定剂量,造成骨髓干祖细胞发生增生分化障碍,而发生全血细胞减少、溶血性贫血,甚至白血病。最多见的有细菌感染时所用的抗生素类,如氯霉素、磺胺类药物、头孢类抗生素等;解热止痛药包括苯胺衍生物(非那西丁)、吡唑酮衍生物(安替匹林、匹拉米洞、保泰松),水杨酸类(水杨酸、阿司匹林)等;镇痛片、小儿退热片、感冒清和速效伤风胶囊等也含有不同剂量的解热止痛药;镇静、安眠药如司眠脲、苯巴比妥等;抗结核药物(异烟肼、对氨水杨酸);噻嗪类利尿剂和激素如双氢克尿塞、乙烯雌酚及抗甲状腺药物(他巴唑、丙基硫氧嘧啶)等;植物碱中奎宁和奎尼丁等;抗疟药物如伯胺喹啉、氯奎等。

以氯霉素为例,1948 年氯霉素问世后,1952 年开始有因氯霉素而致再生障碍贫血的报告,此后报道逐渐增多。美国医学会曾积累的771 例全血细胞减少病例,其中有 338 例(44%)是使用氯霉素之后产生的。我国一些血液学工作者也曾对国内的再生障碍性贫血病因进行调查发现,继发于氯霉素的病例占所有继发性再生障碍性贫血的30%~36%,而且发病与服用药物的剂量无明显的相关性,故氯霉素类药物应尽量少用。

第三类是皮肤科常用于治疗银屑病的药物,如乙双吗啉、乙亚胺、双酮嗪。患者服药 1~7 年后可发生急性白血病,类型多为急性早幼粒细胞白血病(M3)。研究证实,用乙双吗啉体外处理培养的人外周血淋巴细胞,可诱发类染色体畸变,且随着乙双吗啉剂量的增加染色体畸变亦随之增加。用小鼠或植物紫霍草做实验,乙双吗啉均有强烈的致染色体畸变作用,目前此类药物在某些地区仍在使用,人们应高度警惕尽量少用或不用。

 ## 14. 血液病和环境的关系

随着工业的迅速发展,现代化交通工具的急剧增加,新的化学产品的不断诞生,人类赖以生存的环境正在受到越来越严重的污染。科学研究证实人类长期生活在严重污染的环境中或长期从事某些有害职业,会使人类的免疫及造血系统受损,而大大增加血液病的患病危险。目前已较肯定的环境因素有:电离辐射包括高能辐射,如带电粒子(α、β 粒子或质子),不带电的中子和波长极短的电磁辐射如 X 线或 γ 线。它们能使物质分子或原子继发或电离,形成电子对,故称电离辐射。其对人体的损伤,外照射时的危害主要来自穿透力强的 X 线即放射线。

(1)事实证明,超剂量的辐射是重要的人类物理致癌因素,众所周知的日本长崎和广岛,在原子弹爆炸后近 20 年,幸存者患白血病的概率比未受害地区高 11 倍,而距离爆炸中心 1 千米的直径范围内发病率比其他地区高约 20 倍,比远处的居民高约 100 倍。人们熟知的著名科学家居里夫人死于白血病与她长期从事放射物质的研究密切相关。

(2)核素治疗或诊断照射后的白血病发病率也明显增多,如 ^{131} 碘治疗甲状腺瘤、^{32} 磷治疗真性红细胞增多症、X 线治疗强直性脊柱炎,会导致白血病发病率增多。

(3)早年美国的资料表明,从事射线的工作者白血病的发病率也增高。机体接受大剂量的放射线后有可能发生再生障碍性贫血、真性红细胞增多症、骨髓纤维化、恶性淋巴瘤、骨髓增生异常综合征及多发性骨髓瘤等。

化学因素:目前已证实与血液病有关的有害化学物质有苯、铅、砷、农业杀虫剂如 DDT 等。随着石油、塑料、橡胶、油漆、染料、制药及制鞋等工业的迅猛发展,苯及其衍生物广泛采用引起环境污染,人们接触苯的机会越来越多。苯的急、慢性中毒不但会引起白细胞、血小板减少,而且会引起再生障碍性贫血,甚至白血病。

 ## 15. 感染与血液病的关系

病毒感染:病毒是一种比细菌小得多的微生物。病毒可引发多种疾病,当然不除外血液病。早在 20 世纪 50 年代就发现了一种小鼠白血病病毒感染新生的乳鼠后可引起小鼠白血病。因此,人们一直怀疑人类白血病与病毒感染有关,近年来人类白血病病毒病因学方面的研究已取得了突破性的进展。目前肯定与血液病发病相关的病毒有微小病毒 B19,与再生障碍性贫血、原发性血小板减少性紫癜等疾病的发病有关;肝炎病毒感染后可引起白细胞减少症,肝炎病毒感染后 3~6 个月部分患者可继发严重型再生障碍性贫血,此类患者往往病情严重,一般治疗效果极差。除此之外,EB 病毒感染可引起伯基特淋巴瘤;人体 T-细胞亲淋巴性病毒可引起白血病和淋巴瘤。此外,某些流感病毒的感染在儿童可引起类白血病反应和传染性单核细胞增多症等。

　　寄生虫感染:我们知道血液病有原发性和继发性之分,而寄生虫感染所致的血液病大多属于继发性血液病的范畴。寄生虫(如血吸虫,钩虫)和原虫(弓形虫、阿米巴和疟疾)感染等均可引起血液系统的改变。最直接的改变为贫血,其他如因脾大而继发脾功能亢进,可有嗜酸细胞增多、白细胞减少、血小板减少、贫血,甚至全血细胞减少等。

　　细菌感染:细菌的感染可导致多种疾病同时可由于疾病本身或应用抗生素等药物而继发血液学改变。如伤寒菌感染引起的肠道传染病可引起白细胞减少及嗜酸粒细胞减少;A组溶血性链球菌感染引起的猩红热可以引起白细胞增多,甚至可引起类白血病反应;细菌性痢疾的治疗以往常应用氯霉素治疗,氯霉素可引起各种血液的异常等。同时细菌感染后常应用解热镇痛类药物,也可引起血液的异常。有时细菌不会直接引起血液学改变,但血液病患者一旦合并感染,常使治疗复杂化,增加治疗的难度。

 ## 16. 营养与血液病关系

　　中医学早就认识到"人以水谷为本",水谷指的是食物。"阴之所生本在五味";"五谷之精液,和合而为血";"血者水谷之精也"。这些记载,明确地指出了饮食中的精微物质是造血的原料,经过脏腑的作用,产生血液。由此我们可以得出结论,血液成分的补充要依靠食物中的营养,一切来源于食物的营养物质缺乏都会导致"造血原料"的绝对或相对不足,从而引发血液病。与血液病发病直接相关的物质有铁、叶酸、维生素 B_{12}、维生素 C、维生素 B_6、维生素 B_2 及维生素 E、铜等微量元素。上述这些物质存在于各种食物中,因此,儿童长期不良的饮食习惯可能导致血液病的发生。

(1)铁:是人体中重要的金属元素之一,是组成红细胞中血红蛋白的重要成分,也是体内一些酶的组成成分。缺铁可直接引起血红素合成障碍而导致贫血,也可引起广泛的非血液方面的变化。正常人对铁的需求量因不同的年龄和男女的生理状态而不同。在一般情况下,由于身体很少排泄铁,所以正常男性和绝经期妇女,每天从食物中摄取的铁来补充每天丧失的铁约 1~1.5mg 就足够了。但是在生长发育期的婴儿、儿童、青少年和育龄期的妇女,铁的需要量就要增多。

如果食物中缺乏元素铁,胃肠道吸收有障碍,或丢失铁过多,均可造成铁缺乏症。人体内的铁主要来自食物。含铁量较高的食品有海带、发菜、紫菜、木耳、香菇,各种动物的肝脏、血等;其次为豆类、肉类、谷物、乳类和乳制品。蔬菜和水果中的铁含量最低。食物中的铁大多和有机物质结合。从动物的肝、肌肉、血和黄豆中能被吸收的铁可达 15%~20% ,而从谷物、蔬菜和水果中被吸收的铁只有 1.7%~7.9% 。

(2)维生素 B_{12}:即氰钴胺,体内是不能自行合成的。它来源于肠道内细菌的合成产物或进食的动物性食物,如肝、肾、肉类、禽蛋、海产品等。维生素 B_{12} 是水溶性的,食物中的维生素 B_{12} 与胃黏膜分泌的内因子结合,如果缺乏内因子(胃酸缺乏,胃次全切除术后,胃炎或硬化性胃癌),食物中的维生素 B_{12} 只能吸收 2% 以下。

每个成年人每天需要维生素 B_{12} 的量为 2~5μg,婴儿需要 1~2μg。由于植物中缺乏维生素 B_{12},所以一个人长期素食,甚至连禽蛋、乳品都不吃,加之慢性肠炎腹泻或需要量增加就很容易发生巨幼细胞贫血。肠道疾病吸收不良或肠道内有绦虫寄生或口服多量新霉素、对氨水杨酸就能造成维生素 B_{12} 吸收不良。如果需要量增多,例如,妊娠、甲状腺功能亢进、溶血性贫血也会造成体内维生素 B_{12} 的缺乏。维生素 B_{12} 缺乏经常合并叶酸缺乏。

(3)叶酸:广泛分布于食物及水果中,尤其绿色叶子的植物、动物肝肾中叶酸含量较多。成人每日需要叶酸 50～55μg,如果饮食中叶酸含量过少(5μg/d),4 个月后就可发生巨幼细胞贫血。叶酸缺乏引起的巨幼细胞贫血比维生素 B_{12} 引起的巨幼细胞贫血更多见。妊娠、哺乳、婴儿期以及溶血性贫血、恶性肿瘤时,叶酸需要量可比正常增加 3～6 倍,甚至 5～10 倍。胃大部切除术后,长期腹泻或服用抗叶酸药物等,也可引起巨幼细胞贫血。

(4)维生素 C:维生素 C 缺乏时,胶原的合成发生障碍,血管壁的完整性受到影响,毛细血管的脆性和通透性增加,从而导致坏血病。典型的表现为牙龈肿胀成海绵状,出现渗血、牙齿松落,伴有皮肤、肌肉及骨膜的出血,严重时出现鼻出血、黑便及血尿,甚至脑出血死亡。

维生素 C 对人体的健康极为重要。但令人遗憾的是人体既不能合成也无法储存维生素 C,只能靠不断的摄取以满足机体的需要。补充维生素 C 最好的办法是多食富含维生素 C 的水果和蔬菜。含有维生素 C 的水果和蔬菜很多,其中含量较高的有柑橘、鲜枣、山楂、菠菜、油菜、蒜苗、香椿、辣椒、柿子椒等。大体上说,人体每日需要的维生素 C,成人在 45mg 以上,儿童在 40mg 以上,孕妇及哺乳期妇女在 80mg 以上。除多吃水果和蔬菜外,必要时,可服用维生素 C 片。一般来讲,大量服用维生素 C 不会产生明显的副作用,但也不是越多越好,正确的办法是按照实际的需要量决定摄入量。此外,维生素 C 的缺乏也常导致叶酸吸收障碍,从而引发叶酸缺乏性巨幼细胞贫血。

(5)维生素 E:是一种天然的脂溶性抗氧化剂,具有防癌作用。在血液病中维生素 E 的缺乏多见于 6 周内的新生儿,特别是早产儿。患者有贫血、网织红细胞增多、红细胞形态异常、血小板增多和水肿。近年来的研究发现,只有在喂以铁剂和多量不饱和脂肪酸的小儿才发生维生素 E 缺乏,维生素 E 缺乏的红细胞易遭受氧化损伤,从而导致贫血。富含维生素 E 的食物有核桃仁、杏仁、花生、豆油、莴笋等。

17. 血液病与遗传的关系

　　血液病是否遗传是人们极为关心的问题。某些血液病是由于感染因素、环境因素或药物因素所至，因此与遗传无关。遗传性血液病种类繁多，对本人健康和后代都有较大影响。有些遗传性血液病（如血红蛋白病、红细胞葡萄糖 – 6 – 磷酸脱氢酶缺乏症等）有较明显的地区分布和民族特点，如湖、广、云、贵等地。先天性再生障碍性贫血是常染色体隐性遗传性疾病，近亲结婚子女更易发病。遗传性球形红细胞增多症多属于常染色体显性遗传，血友病 A 和 B 是一种性联隐性遗传性疾病，血友病 C 属不完全性常染色体隐性遗传性疾病等。目前，这类疾病尚无有效疗法。有的学者认为白血病也与遗传密切相关。

第三章

血液病的危险信号

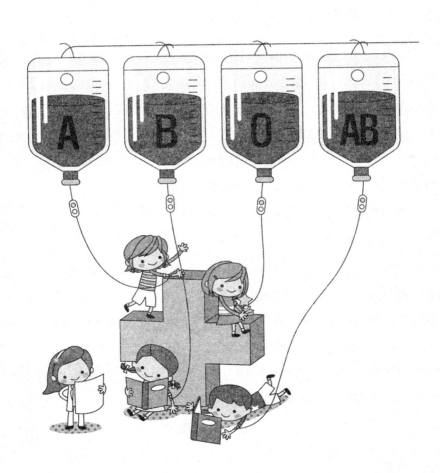

血液与机体其他组织有很多不同之处。它以液体状态存在,细胞之间无固定连接关系,不构成定形的实质器官;它不停地循环和流动,广泛灌注;它是功能各异的血细胞和血浆成分的综合体,同时执行着多方面的重要生理功能;它与造血组织共同组成完整的系统,使细胞不断更新,保持动态平衡。血液的这些特性决定了血液病的代表性症状和体征往往缺乏特异性,因此了解其常见的一些表现可以帮助我们更早期的发现疾病。

18. 不明原因的发热

发热是多种感染性疾病和自身免疫性疾病的表现之一,并非血液病所特异的表现。但无论是细菌、病毒还是寄生虫的感染或自身免疫性疾病所致的发热,一旦查明病原菌和病因并予以相应的治疗,发热均可得到控制。那么,经过仔细检查找不到原因的发热我们应想到血液病的可能,尤其是血液系统恶性肿瘤的可能。周期性高热是霍奇金病的典型症状之一。不规则的高热或低热经久不退时,应考虑恶性淋巴瘤、恶性组织细胞病、白血病等的可能。有些时候,某些恶性血液病或溶血可发生骨髓坏死,会出现发热伴骨骼的疼痛。

血液系统恶性疾病引起发热的原因很多。其中之一是由于在患儿体内存在大量血液肿瘤细胞,这些肿瘤细胞本身能刺激机体产生一系列的发热物质,引起机体发热,患儿因肿瘤引起的发热统称为肿瘤性发热,常可用解热镇痛剂来控制。另一原因是由于感染所致。血液系统恶性肿瘤往往引起白细胞的分化异常、外周血中白细胞减少和免疫系统的功能降低。如白血病患儿的白细胞分化受阻,大量异常细胞分化停滞在较原始的阶段,这些细胞对细菌的趋化及吞噬作用很弱,达不到及时清除体内细菌的作用。血液系统的其他恶性肿瘤细胞对正常白细胞的生长也有抑制作用,加之患儿的免疫功能极其低下,更削弱了机体的抗菌能力。由感染因素引起的血液系统恶性疾病的发热一般也有明显的感染灶,以口腔炎、扁桃腺炎、肛门周围的感染和肺感染多见,应用敏感和高效的抗生素及增强机体免疫力的支持治疗就能达到控制感染的目的,但根本的还在于对原发病的治疗。

 ## 19. 血沉增快

血沉是红细胞沉降的速度,它受红细胞数量及血浆蛋白变化的影响。若检查发现血沉增快应想到以下疾病:各种贫血如缺铁性贫血、溶血性贫血等,浆细胞病如巨球蛋白血症、多发性骨髓瘤等,各种急、慢性白血病、恶性肿瘤等。血沉不是血液病的特异性反应,某些血液病以外的疾病和正常的生理变化也可使血沉增快,如风湿病、急、慢性感染、心肌梗死、女性月经期、妊娠期及老年人。因此,遇有血沉增快应及时就医,以免延误病情。

 ## 20. 不明原因的口腔溃疡、牙龈肿胀、增生

口腔溃疡是普通和常见的疾病,在人的一生中要反复发生多次。口腔溃疡可发生在颊部、舌部、齿龈或上腭处。它们的共同特点是来得快,好得也快,多在2~4个星期完全修复。牙龈肿胀也是我们日常生活中的常见疾病,如磨牙(我们常说的智齿)的生长受阻时周围的牙龈常常呈局限性红肿。再有慢性牙周炎的患儿当机体抵抗力低下时,常常牙龈肿胀、疼痛,但经过口腔科的系统治疗一般均可治愈。如经过治疗上面所讲的症状得不到控制,同时合并有发热、乏力、皮肤的出血点或淤斑、外周血检查的异常如有贫血、白细胞增高/降低,或有幼稚细胞等应考虑有血液系统疾病的可能,如急、慢性白血病、严重型再生障碍性贫血、急性造血功能停滞的可能。

血液病中的各种急、慢性白血病常见的口腔症状有齿龈出血、齿

龈增生肥大、肿胀、坏死、溃疡等,尤其急性粒－单核细胞白血病、急性单核细胞白血病及急性组织细胞白血病时患儿的牙龈肿胀、增生的程度,甚至可以包裹牙齿。其原因主要是白血病细胞浸润所致,增生的龈袋成为细菌繁殖的场所,加之牙龈出血及口腔黏膜出血,更容易合并感染,甚至牙齿脱落。若口腔卫生较差,或牙龈本身有病,加上血液病全身抵抗力低下,合并出血和浸润,所以易形成口腔溃疡。

急性再生障碍性贫血、急性造血功能停滞、白细胞减少症或粒细胞缺乏症的患儿常常合并有口腔溃疡,甚至发展成黏膜水肿、坏死,其主要原因是由于这些疾病会导致中性粒细胞的缺乏,粒细胞缺乏常合并有感染和发热,在患儿抵抗力低下的情况下容易发生口腔溃疡,好好坏坏,久治不愈。粒细胞缺乏症患儿还可发生坏死性咽峡炎。

 21. 不明原因的头晕、乏力

头晕乏力是许多疾病的共同表现之一,并非都是血液病。在血液病中头晕乏力常常是贫血、高黏滞血症的表现。几乎每例血液病患儿,尤其是重症或晚期时,都会有贫血。以下血液病常以头晕、乏力而起病。

(1)缺铁性贫血:感觉有头晕、乏力、面色及口唇苍白、耳鸣,甚至指甲扁平、凹陷像汤匙一样,若伴有下列诱因应想到缺铁性贫血:小儿哺乳期延长并且未及时添加辅食;严重的痔疮,经常有便血;育龄期女性长期月经过多;孕产妇尤其是多胎妊娠对铁的需求量增多,但补充相对不足;胃大部切除术后;慢性胃炎、胃酸缺乏者或长期偏食、素食者。

(2)叶酸及维生素 B_{12} 缺乏引起的贫血:除有头晕、乏力的症状之外,可伴有消化道症状如食欲缺乏、恶心、呕吐、腹泻和腹胀等;神经系统的改变:有下肢无力、手足麻木、四肢感觉异常和脚踩棉花感等;舌的改变如舌面光滑、舌面及舌背鲜红如牛肉,也有人称之为"牛肉舌"

或"镜面舌"。

（3）溶血性贫血：除有头晕乏力等症状外，还同时合并有溶血的表现，如巩膜黄染或尿色加深如浓茶色样、葡萄酒样、酱油色样等。

（4）真性红细胞增多症（PV）：是指红细胞量真正的增多。由于红细胞的增多可以使血液变得很稠，引起医学上所说的高黏滞综合征。高黏滞综合征的临床表现主要为血液流动减慢引起的一系列症状如头晕、乏力、眼花、耳鸣、手足麻木；因眼底静脉扩张、相对的狭窄、出血等还可以出现视力障碍等。与贫血不同的是真性红细胞增多症的患者面色如同醉酒，口唇则似缺氧时呈暗紫色，手掌也为暗红色，除此之外还可有高血压。

（5）再生障碍性贫血：主要表现为外周血中的红细胞、白细胞及血小板都减少即全血细胞减少。患儿常常以头晕乏力或合并发热和牙龈及鼻出血或皮肤的出血点和淤斑（皮肤片状青紫）而就诊。

由于全血细胞减少导致头晕、乏力的血液病还有骨髓增生异常综合征（MDS），阵发性睡眠性血红蛋白尿（PNH），恶性淋巴瘤，多发性骨髓瘤，恶性组织细胞病，骨髓纤维化及急性白血病。另外，还有因其他疾病而服用某些药物引起的全血细胞减少如抗甲状腺药物他巴唑、抗精神病药物等，也应引起高度注意。

若无以上所述的情况而出现头晕、乏力等贫血症状，也应想到贫血的可能。例如，结缔组织病：系统性红斑狼疮、类风湿性关节炎、硬皮病、皮肌炎等；内分泌异常：甲状腺功能低下所致的黏液性水肿、西蒙－席汉病；慢性肝病：慢性病毒性肝炎、酒精中毒性肝病、门脉性肝硬化、胆汁性肝硬化等；慢性肾病；儿童患者还应排除营养不良性贫血、朗格汉斯细胞组织细胞增生症（组织细胞增生症 X）等。当然，头晕、乏力也并非都是贫血引起，确切的诊断还应去医院检查，用血常规及血清铁及铁蛋白等检查来最后确诊。

✚ 22. 出血

出血是各种血液病的主要表现之一。出血可为浅表皮肤黏膜出血及内脏出血,皮肤出血又可分为出血点、淤斑、血痘、血肿,黏膜多为血泡。

(1)皮肤出血点:是皮肤毛细血管出血的表现,它的大小就像大头针的针头,不高出皮肤表面,压之不退色。皮肤出血点多见于单纯性紫癜、各种原因引起的血小板减少、再生障碍性贫血、各种急性白血病发病时及白血病化疗后的骨髓抑制期血小板减少等。

(2)皮肤淤斑:是皮下出血的表现,不向下层(肌肉层等)扩散,颜色为紫色,呈片状。非血液病的皮肤淤斑最常见于碰撞后,一般14天左右可以自行吸收。如无碰撞,外伤发生皮肤淤斑应想到有血液异常的可能。血液病的皮肤淤斑常见于以下疾病:各种原因引起的血小板减少。虽然血小板数量正常,但血小板功能异常,如血小板无力症、巨血小板综合征等;遗传性或获得性各种凝血因子缺乏,如各型血友病;急性白血病中的急性早幼粒细胞白血病(也称 M3),及其他各种原因引起的弥散性血管内凝血。

(3)皮肤血痘:是重症血小板减少的表现,血痘似粟粒(绿豆大小),高出于皮肤,血痘之间可夹杂出血点及淤斑。若发现皮肤血痘应积极抢救(如输注血小板悬液)。

(4)皮肤血肿:表现为皮下有大片出血斑,造成局部肿胀,若为四肢则可局部增粗。血肿多为凝血因子缺乏、凝血功能障碍、纤溶亢进所引起,有时出血量多可造成失血性贫血。

(5)口腔、舌血泡及龈血:主要见于血小板减少引起的出血,如严重型再生障碍性贫血、急性原发性血小板减少紫癜、急性白血病中的急性早幼粒细胞白血病(M3)等。

(6)关节出血:多见于重型血友病,以承重关节如膝关节等部位的出血为多见。

（7）肌肉出血：以遗传性凝血因子缺乏症如血友病、纤维蛋白原缺乏症、弥散性血管内凝血等多见。

（8）月经过多：是妇科的常见疾病,如青春期的功能性子宫出血、子宫肌瘤等。但排除这些疾病以后的月经增多在血液病中多见于血小板低于 5 万/mm³（50×10⁹/L）的再生障碍性贫血、慢性原发性血小板减少性紫癜,也见于血管性假性血友病和遗传性毛细血管扩张症等。

（9）消化道（呕血、柏油样便）及泌尿道（尿血）出血：在血液病中一般不首发出现,但各种急性白血病、严重型再生障碍性贫血及其他各种原因引起的血小板减少、血友病等均可引起消化道或泌尿道的出血。消化道出血时应排除非血液病中的胃及十二指肠溃疡病、肝硬化所致的胃底食道静脉曲张破裂或消化道的肿瘤。泌尿道出血时,应排除肾脏、输尿管及膀胱的疾病。

（10）呼吸道出血（咯血）：通常较少见,有时少量痰中带血,有时多量咯血。咯血时,应注意体位,防止窒息致命。

（11）视网膜出血：也可以叫做眼底出血,表现为看东西不清楚或有黑色或暗红色的影子。除眼科疾病的本身问题外,可见于严重型再生障碍性贫血、重症原发性血小板减少性紫癜及各种急性白血病和多发性骨髓瘤等。

（12）若手术后或外伤后出血不止：常见于血小板减少、血小板的功能异常及凝血因子缺乏等。血小板减少或功能异常所致的出血一般在术后或外伤后立即发生,表现为渗血;肺、胃、子宫手术中伤口渗血不止,多为弥散性血管内出血。凝血因子缺乏（血友病）所致的出血一般手术或外伤后当时出血不多,但数小时后出血不止,甚至局部压迫止血无效。

新生儿脐带残端出血不止见于各种先天性凝血因子缺乏症。

总之,无论任何部位的出血都与血管、血小板及血液中的凝血因子有关。白血病的出血恰恰与这3方面都有关。白血病的出血是由于:①异常增殖的白血病细胞抑制了正常的血小板生成,造成外周血中血小板的数量减少,当毛细血管受外因损伤后,不易修复引起出血。②异常增殖的白血病细胞对血管或组织的浸润。白血病细胞一般都有较强的浸润性,它们黏附于血管组织上,直接破坏其结构,造成血管的破裂或组织器官的破损出血。③异常增殖的白血病细胞,如急性早幼粒细胞白血病的早幼粒细胞在被机体消除的过程中释放大量的促凝物质,引起严重的弥散性血管内凝血,消耗大量血液中的凝固物质后引起患者的血液凝固障碍,导致患者出血不止。一旦发现应及时检查。

23. 骨骼及关节疼痛

骨骼及关节疼痛是急性白血病和多发性骨髓瘤,以及其他部位的实体癌瘤转移至骨髓,引起骨骼破坏造成的。因白血病细胞或转移的实体瘤细胞浸润和破坏骨皮质和骨膜引起疼痛。多发性骨髓瘤的患者除骨骼疼痛外,还可出现疼痛局部的包块或骨折。自发性骨关节疼痛主要表现于急性淋巴细胞白血病,部分儿童急性淋巴细胞白血病患者常以骨关节疼痛为首发症状,也常常误诊为风湿性关节炎等。白血病浸润引起的骨骼疼痛常无局部关节的红、肿、热、痛表现。胸骨下段压痛对白血病的诊断有重要意义。此外,各种病因引起的骨髓坏死常有发热伴局部骨骼疼痛。

24. 不明原因的消瘦

体内脂肪与蛋白质减少,体重下降超过正常标准的20%以上称为消瘦。消瘦的原因很多,除个人体质的特点和差异外,消瘦常常是某些疾病的表现。凡是不明原因的进行性消瘦,应考虑是否有恶性血液病的可能。引起消瘦的恶性血液病一般为慢性血液病,如慢性粒细胞白血病、多发性骨髓瘤、恶性淋巴瘤等,这些患者往往在疾病出现其他症状时,才去医院就医。

恶性血液病引起消瘦的原因之一为营养竞争和慢性消耗。恶性血细胞的不断生长,使机体的免疫力大大减低,患者常有不明原因的感染,二者均能摄取人体的大量营养,形成营养竞争与消耗,消耗着人体的一切,使人体组织正常所需的营养物质贫乏,表现为明显的消瘦与乏力等。其次为恶性血细胞浸润其他器官,如肝脏或脾脏,使肝脾大而影响患者的进食,或因恶性血细胞的增殖而影响造血发生贫血,使患者产生厌食,使营养物质的摄入大大减少,从而使患者的体重明显减轻。

除恶性血液病之外,食物摄入不足,例如,偏食,婴幼儿的喂养不当,慢性胃肠道疾病影响食物的消化、吸收和利用,食物的需要量增加、消耗过多等,均可引起不同程度的消瘦。患者应认真分析,仔细检查,这样可以做到早期诊断和早期治疗。

 ## 25. 不明原因的上腹部包块

上腹部包块可分为左上腹和右上腹包块,左上腹包块一般是指脾脏的肿大,右上腹包块指肝脏的肿大。

血液病中引起肝脾大的疾病有慢性过程的血管外溶血,包括遗传性球形红细胞增多症、自身免疫性溶血性贫血,其肝脾大是由于异常的红细胞在脾脏不断地破坏,胆红素在肝脏的不断沉积所致,肝脾大的同时可合并有巩膜黄染,甚至胆结石。传染性单核细胞增多症是由于病毒感染所致,肝脾大的同时常合并有发热和颈部淋巴结的肿大,儿童尤为多见,其发生机制主要是病毒感染刺激肝脾及淋巴结的网状内皮系统增生。慢性粒细胞白血病主要体征为脾大,有时脾大为疾病的首发症状,轻者肋下刚扪及或肋下数厘米,也可肿大达脐部,严重者可达盆腔。若合并骨髓纤维化或原发性骨髓纤维化脾大更为显著。部分患者可有肝大,同时合并有低热、消瘦、多汗、因脾大引起的进食后饱胀感等。慢性淋巴细胞白血病起病缓慢,脾肿大伴发淋巴结的肿大,同时有消瘦、低热、乏力、多汗,与慢性粒细胞白血病不同的是这种疾病的发病年龄较大,一般在 50 岁以上,而慢性粒细胞白血病的患者以青壮年为多。急性淋巴细胞白血病以儿童为多见,往往表现为脾大伴发热、骨及关节的疼痛,以及淋巴结的肿大。

26. 颈部、腋下及腹股沟的无痛性肿块

颈部、腋下及腹股沟的肿块常常是淋巴结肿大所致。肿大的淋巴结有疼痛和无痛之分。疼痛的肿大淋巴结一般为其邻近的组织感染所致,但无痛性的浅表部位的淋巴结肿大必须引起极大的重视,往往提示有恶性病的可能。

淋巴结肿大是慢性淋巴细胞白血病的较常见体征,疾病进展时,淋巴结可逐渐增大,由局部发展到全身各处,多为对称性,其中最常见的部位是颈部、腋窝和腹股沟。小的浅表淋巴结不被患者所注意,仅在体检时发现,大的浅表淋巴结可有核桃、鸡蛋样大小,由于没有痛感,虽然肿大明显,有些患者仍不注意。当然,光凭淋巴结肿大不能诊断,还应根据骨髓和一些其他的相关检查来确诊。

急性淋巴细胞白血病的早期表现可为淋巴结肿大、低热、乏力,就诊时有白细胞的异常,白细胞的分类中可见不成熟的白细胞,查体时会发现有肝及脾的肿大。骨髓穿刺即可确诊,免疫学及遗传学检查有助于疾病的进一步分型和治疗。

恶性淋巴瘤是一组原发于淋巴结或其他淋巴组织的恶性肿瘤,分为 2 大类,即霍奇金淋巴瘤和非霍奇金淋巴瘤。它的典型症状是

浅表淋巴结的无痛性肿大,初为局部,后期多部位。常见于颈部、锁骨上、腋窝、腹股沟等处。肿大的淋巴结初期可活动,后期可互相粘连,融合成块状,质地硬韧如软骨。肿大的淋巴结压迫神经可引起疼痛或压迫症状。深部淋巴结肿大多表现为纵隔增宽或腹腔有包块,可引起邻近器官的压迫症状如咳嗽、呼吸困难或腹痛。霍奇金淋巴瘤的转移一般是邻近淋巴结的转移,而非霍奇金淋巴瘤的转移常常越过邻近的淋巴结而转移至骨髓。恶性淋巴瘤的诊断需要淋巴结的活检病理来确诊。

 ## 27. 不明原因的尿色改变

尿色改变如血红色,我们常称之为血尿,血尿又分为全程血尿、终末血尿。在血液病中全程血尿多见于急性再生障碍性贫血、急性白血病,尤其是急性早幼粒细胞白血病、血友病、各种急慢性血小板减少性疾病。终末血尿往往是膀胱部位的炎症所致,一般与血液病无关。

尿色改变如酱油色或葡萄酒色而显微镜检查无红细胞,我们称之为酱油色尿(血红蛋白尿),血红蛋白尿常常是血管内溶血的表现。发生血管内溶血的常见疾病为阵发性睡眠性血红蛋白尿症,顾名思义,此病的特点是血红蛋白尿间歇发作,在睡眠时常常加重,疾病发作时有腰部的酸痛、四肢酸软,食欲减退及贫血,还可有巩膜黄染,此外还可有轻度龈血、鼻出血或发热感染。长时间的溶血发作可并发胆石症,甚至胆汁性肝硬化、血栓形成或肾衰竭。蚕豆病又称胡豆黄(我国西南地区将蚕豆称为胡豆),这是进食新鲜蚕豆后所引起的急性血管内溶血。并非所有的人进食蚕豆后都会发生蚕豆病,只有体内红细胞缺乏 6 - 磷酸葡萄糖脱氢酶的患者食用新鲜蚕豆后才能发病。

血管外溶血是指红细胞膜表面或血红蛋白结构异常,被肝和脾的巨噬细胞辨认和扣押,继而破坏。血管外溶血的典型代表疾病为遗传性球形红细胞增多症。该病的表现为贫血程度轻重不一,常常会出现浓茶色尿,主要是尿胆原增多导致尿色的改变;黄疸可轻可重,脾脏可轻至中度肿大,多同时有肝大。年龄较大(一般大于 10 岁)的患者常有胆结石,约一半左右的患者有家族史。

食用某些食物或服用某些药物尿液可有多种颜色,如服用维生素 B_2 后,尿液可呈金黄色,并非是血液病。

 ## 28. 血栓

血液成分在血管内凝固的过程称为血栓形成。血栓形成的因素极为复杂,往往由综合条件造成。血栓形成的因素包括:①血管壁。②血小板。③白细胞和红细胞。④凝血因子。⑤抗凝因子。⑥纤溶系统。⑦血液流变学的改变等。血液病中高黏滞综合征的患者往往容易继发血栓形成。血液病中的血栓部位一般在四肢的末端,如脚趾的血栓引起疼痛、跛行。发生在眼底的血栓可以引起视物障碍。内耳供血障碍可发生耳鸣、听力减退,甚至失聪。当然也可引起心、脑血管的血栓形成。

许多疾病可发生高黏滞综合征,主要是血液细胞成分的增多,如红细胞、白细胞和血小板的增多,血浆成分如免疫球蛋白、血脂等的增高也可引起血液黏稠度增高和影响流速,如真性红细胞增多症、原发性血小板增多症、巨球蛋白血症、多发性骨髓瘤、高脂血症等。

继发性血小板增多可见于许多疾病或生理情况,如恶性肿瘤、慢性炎症、急性炎症、急性失血、急性溶血、药物反应等。

血栓性血小板减少性紫癜或弥散性血管内凝血的高凝期也常有微小血管的血栓,可引起相应的症状。

总之,血栓形成是疾病的一种表现,一旦出现应引起高度的重视,及时就医,进行详细地检查,针对原发病进行处理。

第四章

红细胞疾病

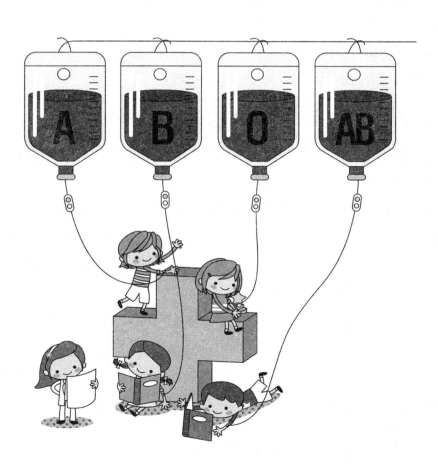

29. 什么是贫血

贫血是小儿时期常见的一种综合征,是指外周血中单位容积血液内血红蛋白(Hb)浓度、红细胞(RBC)计数和(或)血细胞比容(HCT)低于同年龄、同性别和同地区的正常值,称为贫血。儿童贫血国内诊断标准是:新生儿<145g/L,1～4个月<90g/L,4～6个月<100g/L,6个月～6岁<110g/L,6～12岁<120g/L,12～14岁就基本上达成人标准了。值得注意的是:高原地区氧气稀薄,海拔每升高1000米,血红蛋白要相应增加4%。根据外周血血红蛋白的值通常将贫血的严重程度分为轻(Hb110～90g/L)、中(Hb90～60g/L)、重(Hb60～30g/L)和极重(Hb<30g/L)4级。

30. 儿童贫血的分类及常见疾病有哪些

引起贫血的疾病十分广泛,根据贫血的病因和发病机制不同,目前一般采用形态分类和病因分类。

(1)形态分类:是根据红细胞平均容积(MCV,正常值80～94μm³),红细胞平均血红蛋白量(MCH,正常值27～32μg)和红细胞平均血红蛋白浓度(MCHC,正常值32～38g/dL红细胞)的测定结果将贫血分为四类:

1)大细胞性贫血:MCV>94μm³,MCH>32μg,MCHC正常。属于此类贫血者有营养性巨幼红细胞性贫血。

2)正细胞性贫血:MCV、MCH和MCHC均正常。此类贫血见于再生障碍性贫血、急性失血后贫血。

3)单纯小细胞性贫血:MCV<80μm³,MCH小于正常,MCHC正常。慢性感染、慢性肾脏疾病所致的贫血属于此类。

4)小细胞低色素性贫血:MCV<80μm³,MCH为12～20μg,MCHC

<30g/dL。此类贫血见于缺铁性贫血、地中海贫血等。

（2）病因分类法：是根据疾病发生的原因进行分类，故对诊断和治疗都有一定的指导意义。造成贫血的原因是由于红细胞的生成与破坏二者不平衡所致，据此将贫血分为失血性、溶血性和造血不良3类：

1）失血性：包括急性失血如创伤大出血、出血性疾病等；慢性失血如溃疡病、钩虫病、肠息肉等。

2）溶血性

A.红细胞内的异常（内因性）

a.红细胞膜缺陷：如遗传性球形细胞增多症、遗传性椭圆形细胞增多症。

b.红细胞酶缺陷：如6-磷酸葡萄糖脱氢酶缺陷症、丙酮酸激酶缺陷症等。

c.血红蛋白合成与结构异常：如地中海贫血、异常血红蛋白病等。

B.红细胞外异常（外因性）

a.免疫因素：存在破坏红细胞的抗体，如新生儿溶血症、自身免疫性溶血性贫血、药物所致免疫性溶血性贫血等。

b.感染因素：因细菌的溶血素或疟原虫等对红细胞的破坏。

c.化学物理因素：如苯、铅、砷、蛇毒、烧伤等可直接破坏红细胞。

d.其他：如脾功能亢进。

3）造血不良

A.缺乏造血物质：缺铁性贫血、营养性巨幼红细胞性贫血。

B.骨髓抑制：先天性骨髓衰竭、再生障碍性贫血、感染、恶性肿瘤、血液病等。

以上两种分类法各有其优缺点，目前国内外多采用病因分类法。由于两种方法形态分类可用于推断病因，对病因诊断起辅助作用，因此可互相补充。

31. 引起儿童贫血的常见原因

引起儿童贫血的病因可能是生理性,也可能是营养性或器质性。小儿的血红蛋白和红细胞易受血容量的影响,故应结合血容量来判断。常见的儿童贫血病因有以下几种:

(1)红细胞及血红蛋白生成不足

1)造血物质缺乏:缺乏铁、维生素 B_{12}、叶酸、蛋白质等营养物质,是小儿贫血最常见的原因,主要由于摄入不足、需要量增加、吸收和转运障碍及丢失过多等。

2)造血功能障碍:各种原因造成的骨髓抑制如放射线、药物等。

3)其他:如感染性、癌性、肾脏病所致贫血等。

(2)红细胞破坏过多(溶血性贫血)

1)红细胞内在异常:红细胞膜结构缺陷,如遗传性球形红细胞增多症、棘状红细胞增多症,阵发性血红蛋白尿等;红细胞酶缺乏,如 G－6－PD 缺乏等;血红蛋白合成或结构异常,如地中海贫血、血红蛋白病等。

2)红细胞外在因素:免疫因素即存在破坏红细胞的抗体,如新生儿溶血症、自身免疫性溶血、药物所致的免疫性溶血等;非免疫因素如感染、理化因素、毒素、脾功能亢进、弥散性血管内凝血等。

(3)红细胞丢失过多(失血性贫血)

1)急性失血:如外伤大出血、内脏血管破裂出血等。

2)慢性失血:如肠息肉、钩虫病、消化性溃疡出血等。

32. 贫血常见的临床表现有哪些

(1)一般表现:乏力是贫血最常见和最早出现的症状。皮肤黏膜苍白是贫血的主要体征,一般以观察甲床、口腔黏膜、睑结膜及舌质较为可靠。

（2）心血管系统的表现：活动后心悸、气短最为常见。部分严重贫血的患儿可出现心绞痛、心力衰竭。患儿可有心率过快、心搏有力、脉压增加。部分患儿可有心脏扩大、心尖部可闻及轻柔的收缩期杂音、下肢水肿、心电图出现 ST 段下移、T 波平坦或倒置。

（3）中枢神经系统表现：头晕、头痛、目眩、耳鸣、注意力不集中及嗜睡等是常见症状。严重的患儿可出现晕厥。维生素 B_{12} 缺乏者可有肢体麻木、感觉障碍。

（4）消化系统表现：食欲减退、腹胀、恶心等症状最常见。舌乳头萎缩见于维生素 B_{12} 缺乏引起的贫血；黄疸见于溶血性贫血。

（5）泌尿生殖系统表现：严重贫血患者可有轻度的蛋白尿及尿浓缩功能减退，表现为夜尿增多。女性常见月经紊乱。

（6）呼吸系统：重度贫血可有气短，甚至端坐呼吸。

（7）内分泌系统：长期贫血会影响甲状腺、性腺、肾上腺、胰腺的功能。

（8）生殖系统：长期贫血会使睾丸的生精细胞缺血、坏死、影响睾酮的分泌，减弱男性特征；女性月经量增多。

（9）免疫系统：所有继发于免疫系统疾病的贫血患儿，均有原发免疫系统疾病的表现。

（10）血液系统：外周血的改变主要表现在血细胞量、形态和生化成分上的改变。

（11）骨骼系统：儿童长期持续的缺铁性贫血，颅骨表现板隙增宽，外板变薄。此外长骨也有异常，特别是掌骨与指（趾）骨，出现髓腔扩大与皮质变薄。

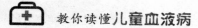

 33. 贫血患儿应做哪些实验室检查

血常规检查中血红蛋白及红细胞数量是确定贫血的可靠指标。根据血红蛋白浓度、红细胞计数和血细胞比容计算出的红细胞平均体积(MCV)及平均血红蛋白浓度(MCHC)有助于贫血的诊断及分类。外周血涂片不仅有助于贫血的形态学分类,还能发现异形红细胞及白细胞、血小板的变化。网织红细胞计数可帮助了解红细胞的增生情况及作为贫血疗效的早期指标。骨髓检查可根据骨髓增生情况将贫血分为增生性贫血与增生不良性贫血。某些贫血还需借助病理活检或组织化学染色协助确定。此外,还应根据患儿不同情况选择相应的病因检查项目,包括尿常规、肝肾功能、各种溶血试验、大便虫卵、大便潜血,及有关生化、免疫、组织病理及核素检查等。

 34. 贫血患儿为什么不能随便服用补血药及肌肉注射维生素 B_{12}

治疗最重要的原则和最合理的方法是除去或纠正引起贫血的原因。如果这一点做不到,则退而求其次,治疗转向发生贫血的机制。在选择两种治疗方法的任何一种之前均需做出准确诊断,除非患者情况比较危重,必须先采取像输血一类的紧急治疗措施。在诊断明确之前切忌用维生素 B_{12}、叶酸、铁剂、皮质类固醇以及其他许多所谓“补血药”。这样不但使情况复杂,增加诊断困难,而且会延误病情,对患者造成危害。用于治疗贫血的药物仅少数几种,它们各有不同的药理作用和临床应用适应证。应根据贫血的性质选用适当的药物,即“对症下药”。叶酸及维生素 B_{12} 对叶酸或维生素 B_{12} 缺乏所致的巨幼细胞贫血具有特异效用。但对其他贫血无效,不应当做“万灵”的“补血药”。

35. 哪些食物具有补血功效

动物性食物可以简单依其"红颜色"的深浅来判断铁质的含量。牛肉、羊肉的含铁量较猪肉高,猪肉又较鸡肉高。植物性食物中,深色蔬菜的含铁量较浅色蔬菜多。各种干豆类、黄豆制成品、花生、芝麻、蛋黄、牡蛎、贝类、虾、深海鱼类、动物肝脏等,都是含铁丰富的食物,见表2。

铁质的吸收会受到饮食中其他成分的影响,维生素 C、果糖、柠檬酸可以促进铁质的吸收;磷酸盐、茶碱(丹宁酸)则会阻碍铁质的吸收;过量纤维会在肠道中与铁质结合,加速排除,不利铁质的吸收;接受过胃局部切除手术或服用制酸剂者,会因胃酸不足而减少铁质的吸收。

表2　不同食物种类含铁量

肉　　类	猪肝	牛肉肝	鸡肝	牛腱	山羊肉	羊肉	五花肉	里脊	培根
含铁量	11.0mg	5.7mg	3.5mg	3.0mg	2.4mg	0.6mg	0.6mg	0.6mg	0.5mg
海产品	紫菜	西施舌	柴鱼片	文蛤	牡蛎	生蚝	虾米	鲣鱼	鲭(煮)鱼
含铁量	90.4mg	25.7mg	15.3mg	13mg	5.0mg	4.9mg	2.5mg	1.8mg	
豆　　类	豆豉	红豆	黄豆	绿豆	豆干	黑豆	蚕豆	豆腐	豆浆
含铁量	12.2mg	9.8mg	7.4mg	6.4mg	5.5mg	4.3mg	3.6mg	2.0mg	0.5mg
蔬菜类	红苋菜	花瓜	菠菜	芥蓝	空心菜	青江菜	小白菜	包心菜	高丽菜
含铁量	12.0mg	3.4mg	2.1mg	1.9mg	1.5mg	1.5mg	1.4mg	0.4mg	0.3mg
其　　他	花生	黑芝麻	咸鸭蛋黄	莲子	白芝麻	鸭蛋黄	鸡蛋黄	黑糯米	木耳
含铁量	29.5mg	24.5mg	17.2mg	12.3mg	8.4mg	6.4mg	5.1mg	2.6mg	1.5mg

注:表格内所示为该食品每100克所含铁量。

36. 输血是治疗贫血最有效的方法吗

输血是贫血支持治疗中的一项措施,不能代替贫血的系统治疗。一般患者如无明显贫血症状,血红蛋白在 7g/dL 以上时是不考虑输血的。贫血患者输血,通常是在抗贫血药物治疗无效,或因贫血程度较为严重,以及贫血患者在短时间内因其他疾患必须手术者,为抢救其生命,作为术前准备而输血。

输血过多反而可抑制骨髓的造血功能,输血还可带来一定的副作用,甚至有致命的危险。比如:发热和过敏反应;血型不合导致的溶血反应;大量输血或输血速度过快引起心脏负荷过重而发生急性心力衰竭等。输血还有传播各种疾病的危险,如:肝炎、艾滋病等。

因此,输血必须因人而异。急性大量失血时,输血对恢复正常血容量极为重要,需要及时给予补充。再生障碍性贫血、化疗后骨髓抑制期,输血是一种必要的支持治疗手段。对于缺铁性贫血、巨幼红细胞性贫血和某些溶血性贫血,一般都不采用输血治疗。尤其是有些溶血性贫血,如自身免疫性溶血性贫血者,输血不但不能缓解病情,还可能造成溶血反应加重,应提高警惕。

37. 什么是铁缺乏和缺铁性贫血

铁缺乏是体内铁的含量低于正常状态。根据严重程度不同分为三期:贮铁减少期(ID),是铁缺乏的早期阶段,其特点是贮铁减少或缺乏,血清铁浓度和血红蛋白水平尚正常;缺铁性红细胞生成期(IDE),是缺铁的中期表现,其特点是贮铁减少或缺乏、血清铁降低、铁蛋白和铁饱和度也低,尚无明显贫血;缺铁性贫血(IDA),是缺铁的晚期阶段,其特点是骨髓、肝、脾等器官组织中贮存铁缺乏、血清铁浓度、运铁蛋白饱和度和血清铁蛋白降低,典型的呈小细胞低色素型贫血。所以缺铁性贫血是各种原因造成体内贮存铁逐渐消耗殆尽,最终影响正常造血的综合征。

铁缺乏症(IDD)是我国儿童最常见的营养缺乏症之一,缺铁性贫血(IDA)已被WHO列为全球四大营养性疾患之一。对上海市的调查资料表明,6个月至3岁儿童铁缺乏症患病率为39.05%;对江苏省农村3个月至6岁儿童监测,铁缺乏症患病率为77.5%。铁缺乏症可引起众所周知的血液系统改变外,由于参与机体代谢的多种含铁酶活性降低,还会导致机体多种代谢紊乱,影响免疫系统、智能、胃肠道及内分泌等多器官功能,对儿童健康造成极大危害。

38. 哪些人容易患缺铁性贫血

缺铁在全世界都很普遍,各种年龄和经济状况者均可累及。世界卫生组织的统计资料表明,贫血影响约30%的世界人口,主要是缺铁性贫血,约占成年男子的10%、成年女子的20%、孕妇40%,小儿(婴幼儿)高达50%。尤其在肠道寄生虫高发区及进食缺铁饮食者,几乎100%患缺铁性贫血。流行病学调查显示,发展中国家不同年龄组铁缺乏症的患病率明显高于发达国家。妊娠妇女、月经期妇女、婴幼儿和儿童是高危人群,其中2岁以下婴幼儿和妊娠妇女的患病率最高。我国调查结果表明农村发病率普遍高于城市,1~3岁组显著高于3~7岁组,3~6月龄和6~12月龄组的发病率显著高于3月龄以下者。男性高于女性,人工和混合喂养组贫血发病率高于母乳喂养组。

对铁缺乏症的危险因素也进行了广泛的调查,主要和下列因素密切相关:婴幼儿期喂养不当,儿童与青少年的偏食和鼻出血,钩虫等寄生虫感染,月经期妇女的月经量过多,多次妊娠、哺乳,宫内置节育环,营养不良,摄入蛋白质量特别是动物蛋白质不够,反复献血,以及某些病理因素,如胃大部切除、慢性失血、慢性腹泻、萎缩性胃炎等。

胎儿由母体获得的铁剂以妊娠最后3个月最多,足月新生儿体内铁的储量只够出生后4个月所需,早产儿则铁储备更少。因此,做好围产期保健、预防早产,可减少缺铁性贫血的发生。

出生后4个月至1年内,由于每增加1kg体重需35~45mg铁,即每日需吸收铁 0.8mg,如食物中的铁吸收按 10% 计算,则每天须供应铁 8mg 之多,早产儿需铁更多。而乳品食物中含铁量较低,出生后第一年的食品一般以乳类为主,而无论人乳或牛乳含铁量均较低,前者为 1.5mg/L,后者仅为 1mg/L。长期母乳或人工喂养,不额外添加铁剂就可以造成缺铁性贫血,早产儿尤为突出。3~4 岁以上的儿童偏食、长期进低铁饮食也会导致缺铁性贫血。

39. 怎样预防儿童缺铁性贫血

婴幼儿缺铁性贫血的预防可按全国小儿血液病座谈会纪要,采用有关小儿缺铁性贫血的防治建议:大力宣传和提倡母乳喂养,及时添加辅食,如鸡蛋、动物肝脏、瘦肉等。开始补铁时间为:足月儿 4 个月左右,未成熟儿 2 个月左右,根据膳食含铁情况,持续 1~3 年;以含铁丰富的食品或铁强化食品补铁,每日总摄入量以元素铁 1mg/kg 为宜,每月最多不超过 18mg;注意补充维生素 C 含量丰富的膳食或维生素 C 片剂;符合缺铁性贫血诊断的患儿,应尽力查明和去除病因,并用铁剂治疗。

40. 缺铁性贫血患儿如何治疗

治疗缺铁性贫血的原则是:①补充足够量的铁,以补充血液及组织所需要的铁,同时要补足储存铁直至恢复正常。②去除缺铁性贫血的病因。

(1)病因治疗:饮食不当者应合理安排饮食,纠正不合理的饮食习惯,及时添加辅食,有些轻症患儿即可治愈。此外,应驱除钩虫,手术治疗肠道畸形,慢性失血者应积极治疗原发病。

(2)补充铁剂:铁剂是治疗缺铁性贫血的特效药,首选二价铁,易吸收。常用制剂有硫酸亚铁(含铁 20%)、富马酸铁(含铁 30%)、葡萄糖

酸亚铁(含铁11%)、右旋糖酐铁等。口服剂量以元素铁计算,一般为每
4.5~6mg(kg·d),分3次口服。同时口服维生素C能促进铁的吸收。
应在两餐之间服用,以减少对胃黏膜的刺激。避免与牛奶和茶同服,以
免吸收障碍。患儿服用铁剂后,自觉症状可很快改善。网织红细胞一
般于服用后3~4天上升,7天左右达高峰。血红蛋白于2周后明显上
升,1~2个月后达正常水平。血红蛋白恢复正常后,铁剂治疗仍需继
续,一般在血红蛋白恢复正常后,继续服用铁剂3个月,以补充体内的贮
存铁。如口服3周仍无效,应考虑是否有影响疗效的因素。

注射铁剂常选用右旋糖酐铁。首剂以50mg开始,如无反应以后
每日或每隔2~3天注射100mg。补铁(mg)量=(需达到血红蛋白g/
L - 患者的血红蛋白g/L)×体重(kg)×0.33。不良反应除局部疼痛
外,轻者有面部潮红、头昏头痛;重者有肌肉及腹部疼痛、恶心呕吐、腹
泻、眩晕、寒战及发热;最重者有气促、胸前区压迫感、心动过速、大汗,
甚至过敏性休克等。全身反应早可在注射后几分钟,也可在几小时后
发生。因不良反应多而且严重,除极个别顽固性缺铁性贫血而急需补
铁外,一般不主张应用。

(3)输血:一般病例无需输血。重症贫血并发心功能不全或明显
感染者可输浓缩红细胞,以尽快改善贫血状态。输血本身也是补充铁
剂。输血宜少量多次,以免加重心功能不全。

 41. 怎样护理缺铁性贫血患儿

(1)病情观察

1)注意观察患儿贫血的症状,如面色、睑结膜、口唇、甲床苍白程
度,有无头昏眼花、耳鸣、困倦等中枢缺氧症状,以及有无心悸气促、心
前区疼痛等贫血性心脏病的症状。

2)注意观察患儿有无异常表现、行为,如易怒、烦躁、兴奋、异食癖

等。

3）了解有关检查结果,如血红蛋白、血清铁蛋白等。

4）注意观察患儿治疗后的生理、心理反应。

（2）生活护理

1）缺铁性贫血患儿多皮肤干燥、指甲易脆裂,应定时用温水洗澡或擦浴,保持皮肤清洁,浴后涂维生素 A 软膏或护肤品滋润皮肤,并定时为患儿修剪指甲防止其断裂。此外,应定时为患儿更换衣物及床单,保持床单的平整、清洁、干燥、舒适,注意为患儿选用中性无刺激的洗涤剂,不用碱性皂类。

2）注意口腔清洁:缺铁性贫血患儿易发生口腔炎、舌炎及口腔溃疡等,应及时督促患儿漱口、刷牙,用软毛牙刷,婴儿或口腔问题严重的患儿可给予口腔护理。口腔破溃局部可用碘甘油或溃疡软膏涂抹。

3）注意休息,适量活动:本病病程长,应根据其活动耐力下降程度制定休息方式、活动强度及每次活动持续时间。轻度的缺铁性贫血患儿可适当活动,但不宜进行剧烈运动;严重者多存在慢性出血疾病,体质虚弱,活动无耐力,应卧床休息,并给予生活协助,变换体位应缓慢,避免体位性低血压而致晕厥的发生。

 ## 42. 补铁是不是越多越好

缺铁会引起缺铁性贫血,会引起头晕、乏力,尤其对孕妇及儿童的健康会造成很大威胁,这是人们所熟知的。的确,由于饮食文化及习惯问题,使得许多人对铁的摄入相对缺乏,所以保健医生经常提醒家长引起对缺铁的重视,建议通过适量补充铁剂以避免儿童发生铁缺乏。

然而很多人却陷入了一个误区:认为体内的铁含量越多越好。所以经常能看到,现在的人们大量的、无限制的摄取补铁食品及保健品,结果最终导致身体铁富余。医生提醒,铁富余对身体的危害丝毫不亚于缺铁,甚至更大。

据研究,铁一旦被人体吸收,除了部分随失血丢失外,很少有其他排泄途径。体内多余的铁以铁蛋白的形式储存起来,而铁储备过多会增加儿童患心脏病的危险。研究还发现,血红蛋白与氧的结合、分离,同铁的关系十分密切,铁过多会促进氧自由基增加,而氧自由基对机体有显著的超氧化作用,铁贮存过多会促使不稳定的自由基破坏健康的机体组织。此外,血液中的铁蛋白与胆固醇相互作用能使心脏病恶化,铁蛋白高的人心脏病发病率是正常人的 2 倍。

研究还指出,在所有心脏病的危险因素中,高铁蛋白要比高胆固醇、高血压和糖尿病更危险。因此,人们在日常生活中,不要滥用补铁食品和药品。

 ## 43.口服铁剂时应注意什么

(1)常用的方法:以口服无机铁盐最恰当。口服铁剂种类很多,如硫酸亚铁、富马酸亚铁、葡萄糖酸亚铁、枸橼酸铁胺、右旋糖酐铁、琥珀酸亚铁等。由于铁剂对胃肠道的刺激,可引起胃肠不适及疼痛,甚至恶心、呕吐、便秘或腹泻,故口服铁剂应从小剂量开始,在两餐之间服用。目前临床使用琥珀酸亚铁、维铁控释片等,一般胃肠道反应较轻。

(2)可与稀盐酸和(或)维生素 C、果汁、肉类或氨基酸等同服,以利吸收。忌与抑制铁吸收的食品同服。婴幼儿可将铁盐溶液加糖浆调味服用,忌与浓茶或牛奶同服,以免影响吸收。注意按医嘱为患儿按时按量服药。

(3)服用铁剂后,牙齿往往有黑染,在服用铁盐溶液(或与稀盐酸同服)时,应用吸管吸服,不使药液与牙齿接触,防止牙齿变黑。

(4)口服铁剂期间,粪便会变成黑色,并使粪潜血试验阳性,这是由于铁与肠道硫化物结合成硫化铁所致,并非上消化道出血。

44. 怎样才能知道口服铁剂有效

铁剂治疗有效者,于用药后 3~4 天网织红细胞上升,1 周后可见血红蛋白逐渐上升。血红蛋白恢复正常后,患儿还应维持治疗 3~6 个月,其目的是补足体内贮存铁,防止复发。如服药 3~4 周无效,应查找原因。

口服铁剂后不能使贫血减轻,须考虑下列各种可能:①患者未按医嘱服药。②诊断有误,所患贫血不是缺铁性贫血。③出血尚未得到纠正,出血量超过了新生血量。④同时伴发感染、炎症、恶性肿瘤、肝病或肾病等,抑制了骨髓的造血功能。⑤腹泻、肠蠕动过速或胃肠解剖部位异常,影响了铁的吸收。⑥所有铁剂在胃肠道不能很好溶解,影响吸收。

45. 儿童缺铁性贫血饮食上如何调配

(1)合理搭配膳食:给予高热量、高蛋白、高维生素,及含无机盐丰富、易消化的饮食。动物血、黄豆、肉类、紫菜、海带及木耳等含铁较丰富,其中动物食品比植物食品中铁更易吸收。补充铁的同时需要给予蛋白质,若蛋白质缺乏,会影响血红蛋白合成。维生素 C、肉类也可促进铁吸收;茶、咖啡、牛奶、蛋类、麦麸、植酸盐等抑制铁吸收,应避免与含铁丰富的食品同时进食。

(2)纠正患儿偏食习惯:从多种食物中获取全面的营养,制定食谱,有计划地将饮食多样化,改进烹调技巧,可用铁锅烹调,促进患儿食欲。

(3)按时给婴儿添加含铁丰富的辅食或补充铁强化食品:由于婴儿在出生后 3 个月从母体中获得的铁已基本用完,所以必须从食物中补充,特别是母乳不够的婴儿为便于喂养,以蛋类最佳。3~4个月的婴儿先用 1/4 个蛋喂养 3~5 天后,如没有不良反应,再逐渐加量。半岁至 1 岁者,可逐渐增加肝(猪、羊肝)泥、肉末、豆浆等食物。2~3 岁的幼儿要保证每天有足够的动物类和豆类食物,如鸡、鸭血、紫菜、海带等,并多食新鲜水果,帮助铁的吸收。

人乳含铁虽少,但吸收率高达 50%(一般食物铁的吸收率仅有 1%~22%),应提倡母乳喂养。

早产儿及低体重儿及早(约 2 月龄)给予补充铁剂;鲜牛奶必须加热处理后才能喂养婴儿,以减少因过敏而致的肠道出血;吞咽困难的患儿可给予流质饮食,注意饮食均衡搭配,易于铁质吸收。

下面介绍几种具有补血功效的膳食食谱:

①猪肝菠菜粥:猪肝、粳米各 100g,菠菜 150g。将猪肝切片,菠菜洗净去根切段,粳米加水熬成薄粥,然后放入猪肝和菠菜,加少许葱花、姜片及盐调味,至猪肝熟即可。可作早晚餐服食或点心。功效:补肝养血。适应证:贫血调理或冬季养生调理。

②鸡蛋猪腰粥:鸡蛋 1 个,猪腰 1 只,糯米 60g。猪腰去筋膜切片,鸡蛋打碎加入调料拌匀,糯米煮粥,将熟时,加入鸡蛋、猪腰稍煮即可。可作早晚餐或点心服食。功效:补肾健脾。适应证:贫血属于脾肾亏虚者。

③猪血菠菜粥:猪血 100g,鲜菠菜适量,粳米 100g。将猪血切成小块放沸水中稍煮,捞出,菠菜放入沸水中,略烫一下,捞出后切细,粳米加水煮粥,待粥熟时,放入猪血、菠菜,调味即可。作早晚餐服食,可常食。功效:补肝养血,润肠通便。适应证:贫血属于肝肾亏虚、肠燥便秘者。

④赤豆粥:糯米 100g,赤豆 50g,红枣 10 枚。三物洗净,共放锅中加清水适量煮粥。每日早晚食用,或作点心服食。功效:健脾益胃、清

热解毒、利水、消肿、通乳。适应证:脾胃虚弱型贫血、水肿、产后乳汁不足者。

 ## 46. 什么是巨幼细胞贫血

巨幼细胞贫血是由于体内缺乏维生素 B_{12} 或(和)叶酸或某些影响核苷酸代谢的药物,导致细胞核脱氧核糖核酸(DNA)合成障碍所致的贫血。以外周血出现大红细胞及骨髓中出现巨幼细胞为临床特点,通常称它为营养性贫血。实际上本病是一个全身性疾病,除红系巨幼样变外,粒细胞巨幼样变且成熟粒细胞分叶过多,巨核细胞也发生病变如巨大血小板。全身各系统细胞,特别是增殖较快的细胞如黏膜、皮肤细胞也发生改变,表现出相应的临床症状。

该病在经济不发达地区或进食新鲜蔬菜、肉类较少的人群多见。叶酸缺乏引起的巨幼细胞贫血好发于怀孕期妇女和婴儿。1/3 的妊娠妇女有叶酸缺乏,妊娠营养不良性贫血常发生于妊娠中末期和产后,感染、饮酒、妊娠高血压综合征以及合并溶血、缺铁,分娩时出血过多均可诱发本病。婴儿期营养不良性巨幼细胞贫血好发于 6 个月至 2 岁的婴幼儿,5 ~ 12 个月以内发生者较多,主要由于母亲营养不良,母乳中叶酸含量不足或喂养不当、偏食等而发生。

 ## 47. 儿童巨幼细胞贫血的临床表现及辅助检查有哪些

本病的临床表现主要有:

(1)贫血:贫血起病隐伏,特别是维生素 B_{12} 缺乏者,常需数月。而叶酸由于体内储存量较少,可较快出现缺乏。贫血的症状有面色苍白、常有乏力感、活动后心慌、气短等。由于无效造血及成熟红细胞寿命缩短,可有皮肤黄染,皮肤黏膜可呈柠檬色。可同时伴有白细胞和血小板减少,如紫癜、鼻出血及月经过多等出血表现,严重时可出现循环系统表现,心前区可闻及收缩期杂音,心脏扩大,甚至发生心功能不全。体内维生素 B_{12} 储存量正常的新生儿,多在出生后 6 个月以后发病,好发年龄为 6 个月至 2 岁。患儿皮肤蜡黄,虚胖或伴轻度水肿,毛发稀疏发黄。

(2)消化道症状:主要是由于消化道黏膜上皮细胞发育不良或萎缩所导致。表现为反复发作的舌炎,不及时诊治会导致舌乳头萎缩、光滑(镜面舌)、味觉逐渐消失、厌食。叶酸缺乏的患儿常有进食后腹胀、腹泻,粪便多为糊状,是吸收不良的表现。

(3)神经系统症状:维生素 B_{12} 缺乏,尤其是恶性贫血患者常有神经系统症状,主要是由于神经受损所致。典型的表现为手足对称性麻木、感觉障碍,下肢步态不稳、行走困难。单独叶酸缺乏者无神经系统症状,多表现为精神症状,如易激动、易怒、善忘、精神不振,甚至可出现躁狂等。婴儿神经系统表现常见,其出现与否与贫血的严重程度不成比例。主要症状有表情呆滞、淡漠、反应迟钝、眼神呆滞、很少哭笑、哭时泪少、不易出汗、嗜睡、条件反射不易形成。运动功能发育落后或倒退,爬行、站立或行走都比正常同龄孩子晚。尤其是怀孕期母亲本身就缺乏维生素 B_{12},新生儿体内的维生素 B_{12} 就更少,若不及时补充治疗,可造成永久性神经系统损伤。

若要确诊此病,常规检查项目就是血常规和骨髓穿刺,还有就是血液中叶酸和维生素 B_{12} 含量的检测。红细胞多数体积偏大,呈大细胞性贫血($MCV > 94fl$, $MCH > 32pg$, $MCHC$ 正常)。网织红细胞正常或减低,白细胞总数可见轻度或中等度减少,血小板可减少,可见巨型血小板;骨髓象幼红细胞增生,各阶段幼红细胞均有"巨幼变",巨核细胞可见核分叶过多现象;血清叶酸的正常范围约为 $5.7 \sim 45.4nmol/L(2.5 \sim 20ng/mL)$,低于此值支持叶酸缺乏导致的巨幼细胞贫血。因叶酸浓度受饮食摄入水平的影响,所以叶酸浓度正常并不能排除叶酸缺乏。如叶酸水平正常但临床仍高度怀疑叶酸缺乏,可查红细胞叶酸水平。血清维生素 B_{12} 或(和)叶酸含量减少(维生素 B_{12} < 100pg/mL,叶酸 <3 ng/mL),有诊断意义。

48. 儿童巨幼细胞贫血的治疗方法有哪些

主要的治疗方法就是口服或肌肉注射补充叶酸和维生素 B_{12}。对于部分由于基础疾病如慢性反复溶血、白血病、肿瘤、小肠炎症等所导致的叶酸、维生素 B_{12} 缺乏,在补充叶酸、维生素 B_{12} 的同时,还要查明病因,积极治疗基础疾病。

严重贫血的患儿,伴有心功能不全或重症感染等并发症时,可以考虑输血,并积极控制心功能不全及治疗感染。

巨幼细胞贫血的疗效与原发疾病有关。单纯因饮食摄入不足的患儿在及时进行治疗后,临床症状迅速改善,血红蛋白可在 1~2 个月内恢复正常。但神经系统症状会恢复较慢或不恢复。

49. 如何预防儿童巨幼细胞贫血

加强营养知识教育,纠正小儿偏食习惯及不正确的烹调习惯。婴儿应提倡母乳喂养,合理喂养,及时添加富含维生素 B_{12} 及叶酸的食品。孕妇应多食新鲜蔬菜和动物蛋白质,妊娠后期可补充叶酸。慢性贫血或长期服用抗癫痫药者应给予叶酸预防性治疗,全胃切除者应每月预防性肌肉注射维生素 B_{12} 一次。

50. 哪些食物富含叶酸及维生素 B_{12}

叶酸是一种水溶性 B 族维生素,在新鲜绿叶蔬菜中含量最多,如青菜及各种瓜、豆,水果如柠檬、香蕉等含量也很丰富。动物性食物如肝、肾、乳制品含量也较多。但食物过度烹调、腌制及储存过久即可被破坏,尤其是加水煮沸可将大部分叶酸破坏。维生素 B_{12} 主要存在于动物性食物,如肉类、肝、鱼、蛋和乳制品中。

 ## 51.什么是再生障碍性贫血

再生障碍性贫血简称再障,系多种病因引起的骨髓造血干细胞及造血微环境损伤,导致红骨髓总容量减少,代以脂肪髓,导致以全血细胞减少为主要表现的一组造血衰竭综合征。在我国年发病率为 0.74/10 万人口左右,各年龄组均可发病,但以青壮年多见;男性发病率略高于女性。一般表现为贫血、出血、感染、发热。再生障碍性贫血包括先天性和获得性 2 大类。后者又分为原因不明的原发性再障和能查明原因的继发性再障。根据病情的严重程度和病程急缓分为重型再障Ⅰ型、重型再障Ⅱ型、慢性再障。先天性再障是一种遗传性疾病,指患者出生时就已经存在骨髓造血功能衰竭,部分先天性再障伴有多发性先天畸形;获得性再障是指由化学、物理、生物因素、药物及不明原因引起骨髓干细胞及造血微环境损伤,而导致骨髓造血功能停滞,外周血中全血细胞减少。

 ## 52.儿童再生障碍性贫血的病因有哪些

再障的病因至今尚不十分明了,可能的诱发因素非常复杂,但一致认为后天获得性再障的发生与遗传因素关系不大,可能与病毒感染、药物、物理、化学及其居住环境有关。

(1)病毒感染:病毒感染与小儿再障密切相关。研究表明肝炎病毒、B19 微小病毒、腮腺炎病毒、EB 病毒(Epstein - Barr virus)、巨细胞包涵体病毒、人类免疫缺陷病毒、麻疹病毒、流感及副流感病毒等均可诱发再障。近十年的资料表明,亚洲的再障发生率是欧洲及北美的 2 倍,其中有急性肝炎史者占 10% ~ 25% ,认为主要与亚洲的肝炎病毒感染率高有关。

（2）药物因素：现已知许多药物可引发再障，药物相关再障的发病率在不同时期及不同地区而存在差别。在儿童患者中药物相关再障的发病率很低，主要是由于许多可能与再障有关的药物较少使用于儿童。药物对骨髓的损伤作用分为剂量相关性和个体敏感性两种。剂量相关性药物对骨髓的损伤为可逆性骨髓损伤，个体敏感性药物引起的再障是药物性再障的主要类型，其发生与药物剂量及应用时间长短无关，是认为此类患者存在发生再障的易感基因。氯霉素为诱发再障的常见原因，有资料表明17%～45%的再障患者病前有氯霉素服用史。非甾体类药物如：阿司匹林、吲哚美辛、布洛芬、保泰松等可使再障的危险性增加。西咪替丁与2/10万的患者发生血细胞减少有关，含有磺胺的化合物在许多对照研究中显示是再障的一个危险因素。常用于儿科的与再障发生有关的其他药物，包括抗惊厥药（乙内酰脲和卡马西平）和碳酸干酶抑制剂（乙酰唑胺和醋甲唑胺）等。

（3）某些有机物及放射线：苯类物质和放射线是最先报道的再障诱发因素，接触油漆是诱发再障的高危因素。许多报道认为儿童再障与接触杀虫剂、除草剂及含有芬芳族碳氢化合物的溶剂有关。体外实验证明一些有机磷杀虫剂可抑制造血克隆的形成。

（4）环境因素：对泰国 Bangkok 市及其附近的农村地区进行了调查，包括出生地（农村或城市）、接受教育的年限、总的家庭收入等，分析其与再障发病率的关系，结果表明社会经济地位越低，即接受教育的程度越低、家庭总收入越少，其再障发病的机会越大，这可能与社会经济地位低的居民居住地区病毒及其他微生物感染率高，甚至工业污染等因素有关。

（5）妊娠：有报道显示在妊娠期间诊断的再障有60多例，妊娠前诊断的有30多例。妊娠发生再障的患者中，多数于终止妊娠或分娩后死亡,终止妊娠后仅 1/7 的患者病情改善,在两组中最致命的并发症是出血。红细胞和血小板的输注能使患者完成妊娠,但可使病情恶化。妊娠期间雌激素水平的增加可能与再障有关,动物研究提示大剂量的雌激素可以引起骨髓抑制。

 ## 53. 再生障碍性贫血和白血病的区别

再生障碍性贫血和白血病虽然临床表现类似,但 2 者从发病机制上完全不同。

再生障碍性贫血是指先天性或获得性的骨髓造血功能衰竭或停滞,也就是骨髓不造血或造血减少,导致外周血中全血细胞减少,从而引发一系列的贫血、出血和感染等临床表现。

而白血病是造血干细胞恶性增殖引发的造血系统恶性肿瘤。它是由于血细胞中,主要是白细胞某一系列细胞异常增生,并且这些增生的白细胞不能正常生长至成熟,都停留在幼年阶段,不但能发挥应有的作用,反而会侵袭骨髓外组织和器官,如肝脏、脾脏、淋巴结等,引起肝、脾和淋巴结肿大,外周血中白细胞有质和量的异常,红细胞与血小板数量减少,导致贫血、出血、感染。

 ## 54. 贫血和再生障碍性贫血有什么区别

贫血是小儿时期常见的一种综合征,是指各种疾病原因造成的血红蛋白或血细胞比容低于正常。小儿贫血的病因可能是生理性的,也可能是营养性或器质性的。贫血本身并非一种疾病的诊断,仅代表许多不同原因或疾病引起的一系列临床表现。

再生障碍性贫血是一种疾病诊断,从广义上来说,它也属于贫血的一种。它是由多种病因引起承担主要造血功能的骨髓停止造血或造血减少,临床表现为不光是血红蛋白和红细胞减少,白细胞和血小板也有不同程度下降,从而引发感染和出血。

 55. 病毒性肝炎与再生障碍性贫血的关系

再障为病毒性肝炎罕见且严重的并发症之一,常发生于肝炎恢复期或治愈后,临床上常表现为重型再障(SAA),预后凶险。在儿童肝炎患儿中,病毒性肝炎相关性再障(HAAA)发生率低于0.07%,在西方的研究报道中,2%~5%的再障患者有肝炎病史,而亚洲有肝炎病史的再障患者比例是西方的2倍。尽管有报道指出少数肝炎后再障与甲肝和乙肝有关,但大多数肝炎相关性再障之前多为非甲型也非乙型肝炎。HAAA的发病机制尚不十分清楚。已知肝炎病毒遗传物质可整合到宿主(人类)DNA中,对宿主细胞增殖及分化产生负调控效应,全部或大部分祖细胞可被破坏,从而导致骨髓造血功能衰竭。

 56. 儿童再生障碍性贫血的临床表现有哪些

急性型再障起病急,进展迅速,常以出血和感染发热为首发及主要表现。疾病初期贫血常不明显,但随着病程发展,呈进行性进展。几乎均有出血倾向,出血多是从牙龈渗血、鼻出血开始,轻微的创伤后易出现淤青,已经有月经的患儿会出现月经量增多。50%以上的患儿有内脏出血,主要表现为消化道出血、血尿、眼底出血(常伴有视力障碍)和颅内出血。皮肤、黏膜出血广泛而严重,不易控制。病程中几乎均有发热,是因为中性粒细胞减少,机体防御功能减退而易发感染。常在口咽部和肛门周围发生坏死性溃疡,肺炎也很常见。感染和出血互为因果,使病情逐渐恶化,如仅采用输注血制品等支持治疗多数在一年内死亡。

慢性型再障起病缓慢,出现的症状与外周血血细胞数量减少程度有关。以轻度出血和贫血为主要表现,出血多限于皮肤黏膜,且不严重,贫血以轻中度为主,可并发感染,但常以呼吸道为主,容易控制。若治疗得当,坚持不懈,30%患者可获得长期缓解以至痊愈。但也有部分患者迁延多年不愈,甚至病程长达数十年,少数到后期出现急性再障的临床表现,也称为重型再障-Ⅱ型。

57. 儿童再生障碍性贫血的分型标准

对拟诊再障的患儿,推荐进行下述实验室和辅助检查项目。

(1)血液常规和涂片检查(包括网织红细胞计数)。

(2)骨髓穿刺涂片和骨髓活检,有条件可行免疫病理学检查。

(3)骨髓细胞遗传学检查。

(4)基因学检查:根据条件可进行先天性骨髓衰竭性疾病相关的基因检查。

(5)酸溶血试验和PNH克隆检测。

(6)尿含铁血黄素试验。

(7)HbF含量测定。

(8)淋巴细胞亚群检测。

(9)肝肾功能检查。

(10)病毒学检查:肝炎病毒,EBV、CMV、HPV、HPV-B19等。

(11)自身免疫性疾病相关抗体检测。

(12)胸部/骨骼X线检查。

(13)心脏/腹部B超检查。

分型

(1)重型再生障碍性贫血(SAA):外周血象至少符合以下3项中的2项:①中性粒细胞绝对值$< 0.5 \times 10^9$/L。②血小板计数$< 20 \times 10^9$/L。③网织红细胞绝对值$< 20 \times 10^9$/L。骨髓病理有核细胞增生程度25%~50%、残余造血细胞少于30%或有核细胞增生程度低于25%。

（2）极重型再生障碍性贫血（very severe aplastic anemia，VSAA）：除满足 SAA 条件外，中性粒细胞绝对值 $<0.2\times10^9/L$。

（3）非重型再生障碍性贫血（non-severe aplastic anemia，NSAA）：未达到 SAA 和 VSAA 诊断标准者。

✚ 58. 儿童再生障碍性贫血有哪些治疗方法

再障的治疗方法主要包括支持治疗、骨髓移植、免疫抑制剂、造血生长因子、雄激素、环磷酰胺等。目前慢性型再障的治疗主要采用以雄性激素（康力龙等）为主，辅以中药及免疫调节剂等的综合治疗，经过较长时间（起码半年以上）治疗，约 1/3 的病例得到治愈，1/3 的病例病情得到明显改善，1/3 的病例病情迁延不愈或病情进展。重型再障诊断一旦确立，宜及早选用骨髓移植或抗淋巴细胞球蛋白联合免疫抑制剂等治疗。

所谓支持治疗就是针对患者血红蛋白、血小板、白细胞偏低等表现给予对症支持。预防性输入血小板的主要作用是减少颅内出血，一般在血小板低于 $20\times10^9/L$ 时给予预防性输注。但有时也不能仅凭血小板数值来决定，当有出血症状或如果患者出血的危险增加时（如学走路的孩子、接受环孢素治疗的高血压患者和发热感染的患者），应适当预防性输注。有贫血症状时应输红细胞，但长期反复输注红细胞容易发生过敏反应，而且容易有铁负荷过重等一系列的不良反应。故病程较长的慢性贫血患儿应尽量减少输血的次数，血红蛋白在 60g/L 以上者可不输注。为避免致敏及减少抗体的产生，所有血制品应该过滤或照射。铁负荷过重时，可应用去铁胺治疗。

骨髓移植是治疗重型再障的最佳方法，且能达到根治的目的。一旦确诊严重型或极严重型再障，有 HLA 配型相合供者，在有条件的医院应首选异基因骨髓移植，移植后长期无病存活率可达 60%～80%，但移植须尽早进行,因初诊者常输红细胞和血小板,这样易使受者对献血员次要组织相容性抗原致敏,导致移植排斥发生率升高。

免疫抑制剂包括抗淋巴细胞球蛋白(ALG)/抗胸腺细胞球蛋白(ATG)主要用于那些不适合异基因骨髓移植治疗的重型 AA 患者。用药前须做皮肤试验,患者最好给予保护性隔离。1~3 个月或更长时间显效,严重型再障的有效率可达 40%~70%,有效者 50% 可获长期生存。不良反应有发热、寒战、皮疹等过敏反应,以及中性粒细胞和血小板减少引起感染和出血,滴注静脉可发生静脉炎,血清病在治疗后 7~10 天出现。

环孢素(CsA)用于再障治疗一般都是联合用药,主要是基于每种药物的临床疗效,以及它们分别的和潜在互补的作用模式。根据每个患者病情不同,会加入雄激素、造血生长因子联合应用以进一步提高疗效。也有一些重型再障患者单用大剂量环磷酰胺经治疗后也能恢复自身造血。

 ## 59. 再生障碍性贫血患儿日常护理应注意什么

再障患儿主要的临床表现是贫血、出血、感染,针对再障患儿的护理应主要围绕这几个方面进行。

(1)休息与活动:为患儿创造舒适、清洁、整齐、安静的休息环境。轻度贫血患儿可下床适当活动,贫血严重时应绝对卧床休息,以免增加组织耗氧量,同时也要防止患儿突然变换体位引起体位性低血压而摔伤,必要时须遵医嘱输注红细胞。

(2)预防出血:减少出血的措施包括保持口腔清洁,使用柔软的牙刷,血小板偏低或有出血倾向时不使用牙刷,但每次进食后都必须漱口。每日观察口腔黏膜有无渗血及血泡、有无鼻腔及肛周黏膜的改变,皮肤出血点数量、有无呕血及黑便,有无头痛、呕吐、血压增高等颅内出血的先兆。多进食蔬菜水果,保持大便通畅,避免过度用力导致肛周出血,避免引发脑出血。

(3)预防感染:患儿应采取保护性隔离。尽量避免带患儿去人群密集的场所,季节交替或天气变化时要及时的增减衣物,预防病毒性感冒。注意患儿个人卫生,经常给患儿洗澡、洗头、修剪指甲、更衣,保持皮肤黏膜的清洁,预防皮肤黏膜感染。给予患儿高蛋白、高热量、高维生素、易消化的饮食,如:动物肝、肾、瘦肉、新鲜蔬菜水果等,避免生、冷、硬食物,注意饮食清洁。

 ## 60. 先天性骨髓衰竭包括哪些疾病

先天性骨髓衰竭(又名:遗传性骨髓衰竭综合征,inherited bone marrow failure syndrome,IBMFS),是一组少见的遗传性异质性疾病,多以先天性躯体畸形、骨髓造血衰竭及易患肿瘤为主要特点。患儿多于出生或幼年时发病,1/3 病例无躯体畸形,起病时骨髓多无衰竭表现,而是一系或多系病态造血。表现为全血细胞减少症的常见类型为范可尼贫血(Fanconi anemia,FA)、先天性角化不良(dyskeratosis congenita,DC)、Shwachman - Diamond 综合征(SDS)和先天性无巨核细胞性血小板减少症(Congenital amegakaryocyte thrombocytopenia,CAMT)等。表现为单系血细胞减少症的常见类型为先天性纯红细胞再生障碍性贫血(Diamond - Blackfan anemia,DBA)、伴桡骨缺失的血小板减少症(TAR)和严重先天性中性粒细胞减少症(SCN)等。

 ## 61. 先天性骨髓衰竭目前的检查手段有哪些

诊断先天性骨髓衰竭的重要线索是体格检查。体格检查能揭示先天性骨髓衰竭的特异性综合征,包括 Fanconi 贫血的身材矮小、牛奶咖啡斑和鱼际肌发育不良、先天性角化不良的手指和脚趾甲角化不良、口腔黏膜白斑和皮肤网状色素沉着、Diamond-Blackfan 贫血的拇指畸形、伴桡骨缺失的血小板减少症等。但是某些先天性骨髓衰竭并没有一个特异的表现型，且可能表现正常。

其他的线索包括家族史。家族史包括有关白血病、实体肿瘤、先天缺陷或其他形体畸形的信息。患者的既往病史也很重要，因为在发展为再障以前，许多患者，特别是 FA 和 DC，可能患有特异的肿瘤、骨髓异常增生综合征（MDS）或白血病。

（1）常规检查：外周血细胞计数、网织红细胞计数、骨髓穿刺、骨髓活检、造血干祖细胞培养等相关检查，其他检查包括病毒、免疫的相关检查以及影像学检查，除外引起血细胞减少的其他系统疾病。

（2）特异的诊断试验和基因学检测

1）FA：常规的检查方法是染色体断裂试验和彗星试验。还可以做 FA 基因突变分析检测，目前已鉴定有 15 种基因的突变与 FA 有关。

2）DC：临床上 DC 是 X 隐性遗传、常染色体的显性遗传或常染色体隐性遗传，大多数 X 隐性遗传男性患者的病因为 Xq28 在 DKC1 基因的突变。在常染色体显性遗传的家族中的一些患者存在 3q26 的 TERC 突变，可以做上述相关基因的突变分析。

3）Shwachman-Diamond 综合征：SDS 是常染色体隐性遗传性疾病，大多数进行基因检测的患者都发现具有位于 7q11 的 Shwachman Bodian Diamond 综合征基因（SBDS）。SDS 患者在儿童期有胰腺分泌不足，检查血清胰蛋白酶原低，更特异的指标是血清胰淀粉酶低。

4）CAMT：通常在儿童期表现为骨髓巨核细胞减少伴非免疫性血小板减少症，是常染色体隐性遗传性疾病，检出位于染色体 1p34 的促血小板生成素受体 MPL 的复等位基因突变可以明确诊断。

5）DBA：DBA 患者的贫血通常是大红细胞性的，伴胎儿血红蛋白升高和红细胞腺苷脱氨酶增加，这些特征也在非贫血的患儿家属中发现。目前发现10种核糖体蛋白基因突变,占DBA患者的50%~60%,同时这些突变也出现在无症状的患儿家属中。

6)TAR:在新生儿期出现严重的血小板减少伴桡骨缺失,随年龄增长通常可以改善,并无继发再生障碍性贫血的报道,而有发生白血病的报道。

7)SCN:中性粒细胞绝对计数低于200/立方毫米,常伴有严重的感染。一半以上的患者具有中性粒细胞弹性蛋白酶(ELA2,位于19p13.3)的显性突变,一部分患者存在GFI-1的突变。

62.先天性骨髓衰竭的治疗措施是什么

先天性骨髓衰竭目前尚无有效的治疗药物,重症患儿只能进行异基因造血干细胞移植治疗。FA的治疗建议在 Hb≤8 g/dL、PLT≤30 000/fL、中性粒≤1000/fL 时便开始治疗,如果有 HLA 匹配的同胞,推荐进行造血干细胞移植治疗。在没有 HLA 匹配的同胞时,如果有合适的替代供者,也可以进行异基因造血干细胞移植治疗,但风险会明显增加。大约50%的患者应用雄激素治疗有效,但血象的进步仅表现在 Hb,或二、三系的变化,持续时间长短不一。严重的嗜中性粒细胞减少症能对粒细胞集落刺激因子(G-CSF)起反应。严重的贫血或血小板减少必要时输血、血小板对症支持治疗,合并感染时需要积极的抗感染治疗。

DC 与 FA 的治疗原则类似。

SDS 的治疗是针对特殊的临床表现,包括以下几个方面:有胰腺功能不全症状的患者,建议口服补充胰酶和补充脂溶性维生素(维生素 A、维生素 D、维生素 E 和维生素 K),对发热的患者应该迅速评估潜在的感染,并且,如果中性粒细胞减少或免疫缺陷,在等待培养结果期间,使用广谱抗生素治疗。中性粒细胞减少的患者,在经常发生感染或发生危及生命的感染时,可以应用粒细胞集落刺激因子治疗。支持治疗包括重度贫血患者的红细胞输注,或者血小板减少伴出血、瘀伤时进行血小板输注。造血干细胞移植是 SDS 患者唯一的根治疗法,但是关于这些患者的最佳移植方案的资料有限。

CAMT 唯一可行的治疗方法是造血干细胞移植。合并严重出血时需要输注血小板和对症治疗。

大多数 DBA 患者对皮质类固醇治疗有效。那些需要以大剂量皮质类固醇维持或对治疗无效的患者,常进行定期的红细胞输注,逐渐需要祛铁治疗。对于这部分患者可以考虑造血干细胞移植治疗。

TAR 患者在幼儿期或以后成长阶段中,需要手术治疗时的针对性措施包括必要的血小板输注。若不发生严重的血小板减少症,常不需造血干细胞移植治疗。

SCN 患者对 G – CSF 治疗有效。应用 G – CSF 治疗显效的患者,可以摆脱因中性粒细胞缺乏导致败血症的风险,但患白血病的风险仍然存在。

63. 什么是先天性纯红细胞再生障碍性贫血

先天性纯红细胞再生障碍性贫血又称 Diamond – Blckfan 综合征(Diamond-Blackfan anemia,DBA),是以单纯红系再生障碍和先天性畸形为特征的遗传性疾病。是一种少见的先天性纯红细胞再生障碍,以贫血为主要临床表现,并累及多系统组织为本病的主要临床特征。90% 以上的患儿在 1 岁以内确诊,婴幼儿患者一般不伴有外周血白细胞和血小板减少,但随年龄增长,少数患者会出现不同程度的白细胞和(或)血小板减少。其他症状还有发育不良、顽固性腹泻以及厌食。出生时体重低或早产,贫血为 DBA 主要临床表现,大约35% 的患儿出生时即表现有贫血,另一显著临床表现为与 Fanconi 贫血(FA)近似,有较之更轻的先天性体格发育畸形。40%以上的患儿有先天畸形,包括拇指畸形、颅面部畸形、泌尿生殖器畸形或多器官畸形,而且这类患儿由于造血祖细胞的内在缺陷,更容易并发多种恶性肿瘤,如白血病、骨源性肉瘤、恶性淋巴瘤、肝癌等。

本病的首选治疗措施是皮质类固醇激素如强的松,70%以上的患者对治疗有反应,但只有少数患者能获得持续性缓解,80%的有效患者成为皮质类固醇激素依赖者。也有无效者采取输血治疗。每4~6周或更短的时间输一次,使血红蛋白维持在不影响正常生长发育的水平,长期输注的患者还须进行祛铁治疗。环孢素A(CSA)治疗DBA的疗效约50%,一般用于糖皮质激素治疗无效的病例。还有一部分难治性患者采用了造血干细胞移植。

 ## 64. 什么是范可尼贫血

1927年,Fanconi首先报道在一个家族中有3个兄弟均患再生障碍性贫血,自幼即有全血细胞减少,骨髓造血组织减少,同时伴有多发性先天畸形。1931年,Naegeli将其命名为先天性再生障碍性贫血(Fanconi anemia,FA),亦称先天性全血细胞减少症、Fanconi贫血或Fanconi综合征。

FA是一种少见的常染色体隐性遗传性疾病,多发于10岁内儿童,男性多于女性,约为1.3:1。常因出血而引起注意。患儿多有智力低下,发育不良,随年龄增长逐渐出现发育停滞现象,常合并显著的多发性先天畸形,如头小畸形、小眼球、斜视;约3/4的患儿有骨骼畸形,以桡骨和拇指缺如或畸形最为多见,其次为第一掌骨发育不全、尺骨畸形、皮肤片状棕色素沉着和咖啡奶油斑(café-aulait spots)耳郭畸形或耳聋。部分患者智力低下。半数以上的男孩生殖器发育不全。家族中有同样患者、多发性畸形,易与获得性再障区别。约有5%~10%

的患者最后发展为急性白血病,多为粒单型。伴有明显皮肤改变的最终可转变为鳞状上皮癌或其他恶性肿瘤。

先天性再生障碍贫血的病因至今不清。本病的发生可能与某些影响胎儿期发育的因素导致先天性异常有关,但是至今未发现与之有关的药物或其他某些环境因素。实验室检查以全血细胞减少和血小板减少最早出现,此后白细胞降低,贫血多为大细胞正色素性,网织红细胞计数显著降低。起病时多无骨髓衰竭的表现,甚至可见红系增生和巨幼变;此后骨髓显示脂肪增多、骨髓培养示红系和粒系祖细胞增生低下。染色体检查对确诊此病极为重要,染色体数目多无变化,但可见较多的染色体断裂、部分相互易位等畸形。

目前临床治疗此病以激素疗法为主,多数患者有效,但停药后易复发。近年来国外应用骨髓移植治疗此病取得满意效果。此外,造血细胞生长因子治疗此病,部分患者中性粒细胞增多,其中少数患者外周血中性粒细胞可长期维持于较为理想水平。对于高危家族的胎儿,应考虑做胎儿产前基因检查、遗传病筛查,从而可选择性进行人工流产。

65. 溶血和溶血性贫血定义及分类

正常情况下成熟红细胞的平均寿命为 120 天,机体自然消亡的红细胞数和新生成的红细胞数处于动态平衡,使红细胞总量保持恒定。成人骨髓造血功能可随需要而增加,甚至可达正常造血的 8 ~ 15 倍,小儿骨髓造血正处于旺盛状态,进一步增加造血的潜能不如成人。当机体内红细胞过早、过多地破坏,其速度未超过骨髓造血代偿能力时,临床无贫血表现,称溶血或代偿性溶血。

当机体内红细胞破坏过度,超过骨髓造血代偿能力时,临床上可出现不同程度的贫血,即溶血性贫血。

（1）临床溶血性贫血按病因学分类有以下几种

1）红细胞内在缺陷所致的溶血性贫血

①红细胞膜的缺陷：各种遗传性红细胞增多症、阵发性睡眠性血红蛋白尿。②血红蛋白结构或生成缺陷：地中海贫血、血红蛋白病等。③红细胞酶的缺陷：葡萄糖－6－磷酸脱氢酶缺乏症、丙酮酸激酶缺乏症等。

2）红细胞外在缺陷所致的溶血性贫血：通常是获得性的，红细胞可受到化学的、机械的或物理因素、生物及免疫学因素的损伤而发生溶血。

（2）按溶血性贫血的临床表现与溶血的缓急、程度分为以下几种情况

1）急性溶血：起病急骤，可突发寒战、高热、面色苍白、腰酸背痛、气促、乏力、烦躁，亦可出现恶心、呕吐、腹痛等胃肠道症状。这是由于红细胞大量破坏，其分解产物对机体的毒性作用所致。游离血红蛋白在血浆内浓度越过 130mg% 时，即由尿液排出，出现血红蛋白尿，尿色如浓红茶或酱油样。12 小时后可出现黄疸，溶血产物损害肾小管细胞、引起坏死和血红蛋白沉积于肾小管，以及周围循环衰弱等因素，可致急性肾衰竭。由于贫血、缺氧，严重者可发生神志淡漠或昏迷、休克和心功能不全而危及生命。

2）慢性溶血：起病较缓慢。除乏力、苍白、气促、头晕等一般性贫血常见的症状、体征外，可有不同程度的黄疸，脾、肝大多见，胆结石为较多见的并发症，可发生阻塞性黄疸。下肢踝部皮肤产生溃疡，不易愈合，常见于镰形细胞性贫血患者。

（3）按溶血部位分可为血管内溶血或血管外溶血

1）红细胞在血管内破坏的称血管内溶血，红细胞在网状内皮细胞内破坏的称血管外溶血。

2)血管外溶血是红细胞所受的损伤较轻,在脾、肝内被巨噬细胞识别并吞噬破坏;由于脾功能亢进而对正常红细胞的过度破坏也属血管外溶血。

3)血管内溶血是指红细胞受损伤较重,直接在血循环中破裂,红细胞的内容(血红蛋白)被释放入血浆。

因此,血管外溶血主要是血红蛋白代谢产物增多而引起的相应变化;血管内溶血则是血浆内游离血红蛋白增多而引起的一系列变化。血管外溶血一般呈慢性溶血过程,多见于遗传性球形红细胞增多症、血红蛋白病、温抗体型自体免疫性溶血性贫血。血管内溶血一般呈急性溶血,也可表现为慢性溶血过程,多见于阵发性睡眠性血红蛋白尿,G-6-PD缺乏、冷抗体型自身免疫性溶血性贫血,以及药物、理化、感染等因素所致的溶血性贫血。

血管内溶血多比较严重,常有全身症状,如寒战、发热、腰背酸痛、血红蛋白血症和血红蛋白尿。慢性血管内溶血尚可有含铁血黄素尿。血管外溶血一般较轻,可引起脾大,血清游离胆红素轻度增高,多无血红蛋白尿。

 ## 66. 常见的先天性溶血性贫血有哪些

临床常见的先天性溶血性贫血病因学可分为三大类:

(1)遗传性红细胞膜病:遗传性球形红细胞增多症、遗传性椭圆形红细胞增多症、遗传性口形红细胞增多症、其他遗传性红细胞膜病。

(2)遗传性红细胞酶病:G-6-PD缺乏症、丙酮酸激酶缺乏症(PK)、嘧啶5'核苷酶缺乏症、腺苷酸激酶缺乏症、红细胞己糖激酶缺乏症、红细胞葡萄糖磷酸异构酶缺乏症、磷酸果糖激酶缺乏症、丙糖磷酸异构酶缺乏症等。

(3)血红蛋白病:珠蛋白生成障碍性贫血、地中海贫血、异常血红蛋白病、镰形细胞性贫血、血红蛋白 C、D、E 等。

67. 服用什么药物或接触什么化学物品会发生溶血

临床上某些遗传性非球形红细胞增多症（如葡萄糖 - 6 - 磷酸脱氢酶缺乏症及丙酮酸激酶缺乏症）患者或正常人可因服用某些药物或接触某些化学物品后而诱发溶血。

诱发溶血的常见药物及化学物品如下：

（1）疟疾药：伯氨喹、氯喹。

（2）磺胺类：磺胺甲基异恶唑、磺胺嘧啶。

（3）解热止疼药：乙酸苯胺、阿司匹林、扑热息痛。

（4）其他药物：呋喃唑酮，呋喃西林等

（5）化学物品：①氧化剂类：硝酸铵、次硝酸铵、硝酸银、氯酸盐、硝基苯、乙酰苯胺、三硝基苯、间苯二酚及苯醌等。②非氧化剂类：苯肼、砷化氢、苯胺等。

另外，某些药物可通过自身抗体机制（如 α - 甲基多巴）、半抗原机制（如青霉素），或免疫复合物机制（如奎尼丁、奎宁等）诱发免疫性溶血。

68. 什么是新生儿溶血病

新生儿溶血病是由于孕期母亲对自身缺乏的胎儿红细胞抗原产生的抗体，经胎盘传入胎儿体内，与胎儿血型不符，母体的抗体与胎儿的红细胞发生反应而引起的同种免疫溶血性疾病。临床上，常见新生儿出生后，黄疸逐渐加重，大大超出生理性黄疸的水平，有些还伴有贫血、肝脾大胎儿期水肿等症状，黄疸在 1 周后逐渐消失，这类患儿经治疗后大多数会永久康复，少数严重患儿会产生核黄疸，甚至导致残疾死亡。

（1）新生儿溶血病的原因

妊娠期间,胎儿红细胞会少量进入母体循环,刺激母体产生了相应血型抗体,IgG 类血型抗体通过胎盘回到胎儿体内,作用于胎儿红细胞,使之产生不同程度的溶血,这是造成大月龄胎儿死亡的常见原因。如果胎儿存活,出生后新生儿体内来自母体的抗体继续造成新生儿红细胞溶血,严重的造成新生儿死亡或形成核黄疸。

（2）新生儿溶血病的后果

新生儿溶血病除了贫血本身会对新生儿造成伤害外,最严重的危害来自溶血后产生的黄疸,由于游离的胆红素可以进入大脑,损害神经细胞。轻度患病或得到及时治疗的患儿绝大多数可以痊愈康复,重度患儿可以出现神经组织的永久性损伤,造成智力、运动等方面的障碍,甚至造成死亡。

69. 母亲的血型与新生儿溶血病的关系

在我国,ABO 血型引起的新生儿溶血病最为常见,常常是由于 O 型血母亲体内存在高效价的 IgG 抗 A、IgG 抗 B 抗体而引起的。ABO 新生儿溶血病的发病率约为 5% ,其中 O 型母亲生出 A 型、B 型新生儿,总胆红素 >18mg/dL（330mol/dL）的新生儿 ABO 溶血病发病率达到 20% 。

RH 血型系统引起的新生儿溶血病大多数十分严重,造成溶血的主要抗体是抗－D、抗－Ec、抗－E、抗－c 等,而其他血型系统的抗体如:抗－Di、抗－JK 等所引起的新生儿溶血较为温和。

RH 血型系统阴性,孕妇新生儿溶血病的发病率约为 60%（第二胎）。

可能发生新生儿溶血病的情况:

例如: 母 子

O 型	A 型、B 型
A 型	B 型、AB 型
B 型	A 型、AB 型
RH 阴性	RH 阳性

 ## 70. 什么是葡萄糖－6－磷酸脱氢酶缺乏症

葡萄糖－6－磷酸脱氢酶（G－6－PD）缺乏症为最常见的一种遗传性酶缺陷。它是由于人体内红细胞葡萄糖－6－磷酸脱氢酶严重缺乏所致的一组异质性疾病。目前全球有超过 2 亿人患有 G－6－PD 缺乏症。携带 G－6－PD 缺乏基因者估计占世界人口的 7%，每年约有 450 万 G－6－PD 缺乏症患儿，我国处于高发区。

G－6－PD 缺乏红细胞的未成熟破坏的确切机制尚未明了，近年来愈来愈多的研究提示，G－6－PD 缺乏症红细胞溶血与红细胞过氧化损伤有关。而 G－6－PD 恰恰具有保护正常红细胞免遭氧化破坏的作用。

G－6－PD 缺乏症为遗传性缺陷，目前尚无根治办法。G－6－PD 缺乏症患者或杂合子妊娠哺乳妇女应避免服用可以诱导溶血发作的药物和蚕豆制品。轻度 G－6－PD 缺乏者一般不需要输血。伴有核黄疸的 G－6－PD 缺乏患儿应予光疗或血浆置换。有脾功能亢进者可考虑脾切除手术治疗。重症急性溶血性贫血应紧急对症处理，否则有生命危险。

 ## 71. 葡萄糖－6－磷酸脱氢酶缺乏症的临床表现有哪些

大部分葡萄糖－6－磷酸脱氢酶（G－6－PD）缺乏症患儿可无任何临床症状，其余患者表现为发作性溶血性贫血。一般来说，溶血与某些诱因，如服用某些药物、感染、新生儿期或服用蚕豆等有关，下面

根据几大临床类型分述其临床表现:

(1)伯氨喹型药物性溶血性贫血:G-6-PD缺乏症是某些常见药物性溶血的遗传基础。已知能引起G-6-PD缺乏者溶血的药物和化学制剂有数十种之多,有不少是常用药物。此类药物包括:抗疟药(伯氨喹、奎宁等)、镇痛退热药(阿司匹林、安替比林等)、硝基呋喃类、磺胺类药、砜类药、萘苯胺、大剂量维生素K、丙磺舒、川莲、腊梅花等。常于服药后1~3天出现急性血管内溶血。患儿有头晕、厌食、恶心、呕吐、疲乏等症状,继而出现黄疸、血红蛋白尿,溶血严重者可出现少尿、无尿、酸中毒和急性肾衰竭。患儿血红蛋白、红细胞计数迅速下降,溶血过程呈自限性是本病的重要特点。轻症的溶血持续1~2天或1周左右临床症状逐渐改善而自愈。

(2)蚕豆病俗称胡豆黄,系红细胞G-6-PD缺乏者进食蚕豆后发生的急性溶血性贫血。常见于<10岁的小儿,男孩多见。蚕豆成熟季节流行,进食蚕豆或蚕豆制品(如粉丝)均可致病,母亲食蚕豆后哺乳可使婴儿发病。通常于进食蚕豆或其制品后5~24小时内发病,表现为急性血管内溶血。患儿可有倦怠、头晕、苍白、发热、恶心、呕吐、腹痛、烦渴、食欲减退、黄疸,尿色因溶血程度和急缓而有不同表现,可有茶色、红葡萄酒色、血红色或酱油色等。部分病例有腹泻或便秘,严重病例可有少尿、昏迷、抽搐、谵妄、脱水或酸中毒等表现。血红蛋白浓度下降急剧而严重,80%的患者血红蛋白低于60g/L,30%的重症患儿低于40g/L,如不进行及时治疗则易进展为急性肾衰竭,死亡率8%。实验室检查血红蛋白、红细胞计数明显降低,网织红细胞增高,白细胞计数增多并有核左移现象,外周血红细胞内有变性珠蛋白小体形成。患儿血清胆红素增高,以间接胆红素为主。尿检查大多有血红蛋白尿,少数为尿胆原及尿胆红素增高,有时可见红、白细胞及颗粒管型。临床根据病情轻重,将蚕豆病分

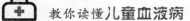

为重型、中型、轻型、隐匿型4型。

（3）新生儿黄疸：在 G－6－PD 缺乏症高发地区由 G－6－PD 缺乏引起的新生儿黄疸并不少见。感染、缺氧、给新生儿哺乳的母亲服用氧化剂药物，或新生儿穿戴有樟脑丸气味的衣服等均可诱发溶血，但也有不少病例无诱因可查。黄疸大多于出生2~4天后达高峰，半数患儿可有肝脾大，贫血大多数为轻度或中度，网织红细胞计数一般不明显增高。重者可致胆红素脑病。

（4）感染诱发的溶血性贫血：细菌、病毒感染可诱发 G－6－PD 缺乏者发生溶血，一般于感染后几天之内突然发生溶血，程度大多较轻，黄疸多不显著。

（5）先天性非球形细胞性溶血性贫血（CNSHA）：在无诱因情况下出现慢性溶血，常于婴儿期发病，表现为贫血、黄疸、脾肿大，可因感染或服药而诱发急性溶血。约有半数病例在新生儿期以高胆红素血症起病。

✚ 72. 蚕豆病与蚕豆有何关系　为什么不能输入舅父的血

蚕豆病俗称胡豆黄，为葡萄糖－6－磷酸脱氢酶缺乏症临床类型之一，因葡萄糖－6－磷酸脱氢酶缺呈地区性分布，我国以云、贵、川为多，所以蚕豆病也有显著地区性。临床表现为进食新鲜蚕豆发生急性血管内溶血性贫血，可于进食蚕豆后1~2小时内起病，也可于1~2天后发病，少数患者亦可在1~2周后方有明显临床表现。除进食新鲜蚕豆发病外，还可见到因蚕豆花粉或母亲进食后喂奶致子女发病者。发病时具有典型的血管内溶血，血红蛋白由正常水平迅速下降到30~40g/L，贫血症状严重，伴有血红蛋白尿，严重影响神经系统，心、肺及肝肾功能，甚至危及生命。

常见于10岁以内小儿，男孩多见，常在蚕豆成熟季节流行，进食蚕豆或蚕豆制品(如粉丝)均可致病,母亲食蚕豆后哺乳可使婴儿发病。通常于进食蚕豆或其制品后 24～48 小时内发病,表现为急性血管内溶血,是遗传性葡萄糖 - 6 - 磷酸脱氢酶(G - 6 - PD)缺乏症最常见的一种临床分型之一。G - 6 - PD 有保护正常红细胞免遭氧化破坏的作用,新鲜蚕豆是很强的氧化剂,当 G - 6 - PD 缺乏时则红细胞被破坏。

蚕豆病与蚕豆关系多变:①在同一地区,仅一部分 G - 6 - PD 缺乏症患者进食蚕豆后发病。②有既往病史者并不一定每年进食蚕豆后发病。③蚕豆病的发生可能与进食新鲜蚕豆量及患者肝脏解毒能力有一定关系。

此病遗传方式为 X 伴性不完全显性遗传,即基因缺陷在 X 染色体上,杂合子具有不同的表现度。发病者多为纯合子。假定患者之母为杂合子,其舅父患 G - 6 - PD 缺乏症概率达 50% ,因此不能输注其舅父的血,否则输血后又会加重溶血而危及生命。在有 G - 6 - PD 缺乏的高发地区,献血者应不存在 G - 6 - PD 缺乏,输血前均应检查予以确定。

 ## 73. 什么是遗传性球形红细胞增多症

遗传性球形红细胞增多症(hereditary spherocytosis,HS)是一种先天性红细胞膜骨架蛋白异常引起的遗传性溶血性疾病,其主要特点是外周血中球形红细胞增多。主要表现为贫血、黄疸、脾大。

正常红细胞的膜上有许多蛋白,它们相互盘绕,像钢筋弹簧一样维持着红细胞的盘状形态,这样红细胞表面面积较大、变形能力也强。正是由于这个原因,当血液流经脾脏时,红细胞才能通过变形的方式穿越比它直径小得多的脾微循环结构。如果红细胞膜蛋白结构或功能有了缺陷,使红细胞变成了球形,由于表面积减少,变形能力减弱,而脆性随之增加,穿越脾脏毛细血管时就变得很困难,容易被脾脏破坏。红细胞破坏增多,便导致溶血性贫血。从红细胞中裂解出的大量血红蛋白分解生成一种叫"胆红素"的物质,可引起皮肤、巩膜黄染,这种临床表现叫做"黄疸"。由于红细胞在脾脏破坏,刺激脾脏增生而增大,可继发肝脏肿大。由此可见,贫血、黄疸、肝大、脾大是遗传性球形红细胞增多症的4大症状。

本病的起病年龄和病情轻重差异很大,多在幼儿和儿童期发病。如果在新生儿或1岁以内的婴儿期发病,一般病情较重。该病有2种遗传方式,显性遗传和隐性遗传。可出现溶血危象、胆石症、痛风、顽固的踝部溃疡或下肢红斑性溃疡等并发症。脾切除是治疗本症的根本办法。

74.遗传性球形红细胞增多症患儿的临床表现及实验室检查有哪些

本症大部分为常染色体显性遗传,极少数为常染色体隐性型。男女均可发病。常染色体显性型特征为贫血、黄疸及脾大。根据疾病严重度分为以下三种:

(1)轻型:多见于儿童,约占全部病例的1/4,由于骨髓代偿功能好,可无或仅有轻度贫血及脾大。

(2)中间型:约占全部病例的2/3,多成年发病,有轻及中度贫血及脾大。

(3)重型:仅少数患者,贫血严重,常依赖输血,生长迟缓,面部骨结构改变类似海洋性贫血,偶尔或一年内数次出现溶血性或再生障碍性危象。常染色体隐性遗传者也多有显著贫血及巨脾,频发黄疸。溶血或再障危象常因感染,或情绪激动而诱发,患者寒战、高热、恶心呕吐,急剧贫血,持续几天,甚至1~2周。

本症患者较多见(约有50%)的并发症是由于胆红素排泄过多,

在胆道内沉淀而产生胆石症,其次是发生于踝以上的腿部慢性溃疡,常迁延不愈,但可经脾切除而获得痊愈。发育异常或智力迟钝很罕见。

实验室检查主要有:①血常规和外周血涂片检查:可有不同程度的血红蛋白降低、网织红细胞比例升高,溶血严重时网织红细胞可高达80%。白细胞计数多正常,溶血严重时可有白细胞增高,溶血危象时可有白细胞降低。平均红细胞体积(MCV)<80fl,平均红细胞浓度(MCHC)>354g/L且红细胞体积分布宽度(RDW)>0.014为本病特异性表现。②红细胞渗透性脆性试验:本病异常球形红细胞在低渗盐水中较正常红细胞易于溶血,即渗透性脆性升高。③酸化甘油试验(AGLT50)是诊断本病的敏感试验,正常值为>290秒、<150秒,有诊断意义。④扫描电镜:外周血涂片后在普通显微镜下不易确定,在扫描电镜下观察,可见较多的球形或口形红细胞。

根据临床表现有贫血、黄疸及肝脾大,阳性家族史及配合各种实验室检查,本病的诊断基本可确立。

 ## 75. 遗传性球形红细胞增多症患儿的治疗措施有哪些

(1)脾切除:是治疗本症的最有效手段,可以明显减轻或完全改善溶血症状,但不能改变成熟球形红细胞的形态。极轻症患者,追踪观察病情变化,以决定是否须行手术。年幼儿因免疫功能尚未完善,术后易发生致命的肺炎链球菌败血症,因此小儿手术年龄以6岁以上为宜。重症患儿,如频繁发作溶血或贫血严重依赖输血维持生命,并且生长发育迟缓等,手术年龄亦可适当提前,但在1岁以内禁忌切脾。

脾切除后红细胞膜缺陷和球形红细胞依然存在,但由于除去了主要破血场所,红细胞寿命得以延长,使贫血获得纠正,黄疸迅速消退。部分溶血严重的患者,脾切除后能非常显著的改善临床症状,但溶血只是部分纠正。

（2）输血治疗：血红蛋白<70g/L时，应适当输注红细胞，作为对症支持治疗。脾切除术后仍贫血者应注意补给叶酸。

76. 什么叫地中海贫血　何为纯合子、杂合子

地中海贫血又称"海洋性贫血"、"珠蛋白生成障碍性贫血"。因多见于地中海沿岸各民族，故得名地中海贫血。它是一组常染色体遗传缺陷病。其共同特点是由于珠蛋白基因的缺陷使血红蛋白中的珠蛋白肽链有一种或几种合成减少或不能合成。导致血红蛋白的组成成分改变。临床症状轻重不一，大多表现为慢性进行性溶血性贫血。以地中海沿岸国家和东南亚各国多见，我国长江以南各省均有报道，以广东、广西、海南、四川、重庆等省区发病率较高，在北方较为少见。

地中海贫血主要分为两大类，由血红蛋白的 α 链合成减少而引起的贫血称 α-珠蛋白生成障碍性贫血；由血红蛋白 β 链合成减少而引起的贫血称为 β-珠蛋白生成障碍性贫血。β-地中海贫血又分为杂合子和纯合子。如果在一对基因中，一个基因有缺陷，另一个基因为正常称为杂合子地中海贫血，一般属于轻型地中海贫血或具 β-地中海贫血特征；如果父母都为杂合子患者，部分子女可一对基因都有缺陷，这就是纯合子地中海贫血。纯合子地中海贫血属于重型地中海贫血（见表3）。

表3 纯合子与杂合子 β-地中海贫血鉴别要点

鉴别要点	纯合子	杂合子
发病年龄	幼年	无症状或青少年以后
体格发育	严重不良	正常或轻度发育不良
贫血	多数严重,Hb <60g/L	轻度或无贫血
肝脾大	重度肿大	无或轻度肿大
骨质 X 线表现	特异性骨质异常,颅骨外骨板小梁呈毛发样改变	正常
血红蛋白电泳	HbF 明显增高(>30%)	HbA2 增高(3.5%~8%)
	HbA$_2$ 正常、减少或轻度增加	HbF 正常或轻度增高(<5%)
	HbA 缺如或少量	
预后	不良,幼年常夭折	良好

 ## 77. 地中海贫血的临床表现及实验室检查有哪些

根据各型轻重的不同,其临床表现也不尽相同。

(1)α 地中海贫血

1)静止型:患者无症状。红细胞形态正常,出生时脐带血中血红蛋白 Bart(Hb Bart)的含量为 0.01~0.02,但 3 个月后即消失。

2)轻型:患者无症状。红细胞形态有轻度改变,如大小不等、中央浅染、异形等;红细胞渗透脆性降低;变性珠蛋白小体阳性;血红蛋白 A2(HbA2)和胎儿血红蛋白(HbF)含量正常或稍低。患儿脐血 Hb Bart's 含量为 0.034~0.140,于生后 6 个月时完全消失。

3)中间型:又称血红蛋白 H(HbH)病。此型临床表现差异较大,出现贫血的时间和贫血轻重不一。大多在婴儿期以后逐渐出现贫血、疲乏无力、肝脾大、轻度黄疸;年龄较大患者可出现类似重型 β 地中海贫血的特殊面容。合并呼吸道感染或服用氧化性药物、抗疟药物等可诱发急性溶血而加重贫血,甚至发生溶血危象。

实验室检查:外周血象和骨髓象的改变类似重型 β 地中海贫血;红细胞渗透脆性减低;变性珠蛋白小体阳性;HbA2 及 HbF 含量正常。出生时血液中含有约 0.25 Hb Bart's 及少量 HbH;随年龄增长,HbH逐渐取代 Hb Bart's,其含量约为 0.024～0.44。包涵体生成试验阳性。

4)重型:又称 Hb Bart's 胎儿水肿综合征。胎儿常于 30～40 周时流产、死胎或娩出后半小时内死亡,胎儿呈重度贫血、黄疸、水肿、肝脾大、腹水、胸水。胎盘巨大且质脆。

实验室检查:外周血成熟红细胞形态改变如重型 β 地中海贫血,有核红细胞和网织红细胞明显增高。血红蛋白中几乎全是 Hb Bart's或同时有少量 HbH,无 HbA、HbA2 和 HbF。

(2)β 地中海贫血

1)轻型:患者无症状或轻度贫血,脾不大或轻度大。病程经过良好,能存活至老年。本病易被忽略,多在重型患者家族调查时被发现。

实验室检查:成熟红细胞有轻度形态改变,红细胞渗透脆性正常或减低,血红蛋白电泳显示 HbA2 含量增高(0.035～0.060),这是本型的特点。HbF 含量正常。

2)中间型:多于幼童期出现症状,其临床表现介于轻型和重型之间。中度贫血,脾脏轻或中度大,黄疸可有可无,骨骼改变较轻。

实验室检查:外周血象和骨髓象的改变如重型,红细胞渗透脆性减低,HbF 含量约为 0.40～0.80,HbA2 含量正常或增高。

3)重型:又称 Cooley 贫血,患儿出生时无症状,至 3～6 个月开始发病,呈慢性进行性贫血,面色苍白、肝脾大、发育不良,常有轻度黄疸,症状随年龄增长而日益明显。由于骨髓代偿性增生导致骨骼变大、髓腔增宽,先发生于掌骨,以后为长骨和肋骨;1 岁后颅骨改变明显,表现为头颅变大、额部隆起、颧高、鼻梁塌陷,两眼距增宽,形成地中海贫血特殊面容。患儿常并发气管炎或肺炎。当并发含铁血黄素沉着症时,因过多的铁沉着于心肌和其他脏器如肝、胰腺、脑垂体等而引起该脏器损害的相应症状,其中最严重的是心力衰竭,它是贫血和铁沉着造成心肌损害的结果,是导致患儿死亡的重要原因之一。本病如不治疗,患儿多于5岁前死亡。

实验室检查:外周血象呈小细胞低色素性贫血,红细胞大小不等,出现异形、靶形、碎片红细胞和有核红细胞、点彩红细胞、嗜多染性红细胞、豪－周氏小体等;网织红细胞正常或增高。骨髓象呈红细胞系统增生明显活跃,以中、晚幼红细胞占多数,成熟红细胞改变与外周血相同。红细胞渗透脆性明显减低,HbF含量明显增高,大多 > 0.40,这是诊断重型 β 地中海贫血的重要依据。

 ## 78. 地中海贫血的治疗措施有哪些

目前尚无特别的根治办法。一般治疗主要是输血等对症支持治疗并预防血色病的发生。近年来干细胞移植包括脐带血移植(杂合子胞弟妹脐血)治疗对本病的部分重型病例已取得了一定的疗效,但远期疗效还有待证实。轻型地中海贫血无须特殊治疗,中间型和重型地中海贫血应采取下列一种或数种方法给予治疗:

(1)一般治疗:注意休息和营养,积极预防感染。适当补充叶酸和维生素 E。

(2)输血:红细胞输注,少量输注法仅适用于中间型 α 和 β 地中海贫血,不主张用于重型 β 地中海贫血。对于重型 β 地中海贫血应从早期开始给予中、高量输血,以使患儿生长发育接近正常和防止骨骼病变。其方法是:先反复输注浓缩红细胞,使患儿血红蛋白含量达120 ~ 150g/L;然后每隔2 ~ 4周输注浓缩红细胞10 ~ 15mL/kg ,使血红蛋白含量维持在 90 ~ 105g/L 以上。但本法容易导致含铁血黄素沉着症,故应同时给予铁螯合剂治疗。

（3）铁螯合剂：常用去铁胺（deferoxamine），可以增加铁从尿液和粪便排出，但不能阻止胃肠道对铁的吸收。通常在规则输注红细胞1年或10～20单位后进行铁负荷评估，如有铁超负荷（例如，SF > 1000μg/L）则开始应用铁螯合剂。去铁胺每日25～50mg/kg，每晚1次连续皮下注射12小时，或加入等渗葡萄糖液中静滴8～12小时；每周5～7天，长期应用。或加入红细胞悬液中缓慢输注。去铁胺副作用不大，偶见过敏反应，长期使用偶可致白内障和长骨发育障碍，剂量过大可引起视力和听觉减退。维生素C与螯合剂联合应用可加强去铁胺从尿中排铁的作用，剂量为200mg/日。

（4）脾切除：脾切除对血红蛋白H病和中间型β地贫的疗效较好，对重型β地中海贫血效果差。脾切除可致免疫功能减弱，应在5～6岁以后施行并严格掌握适应证。

（5）造血干细胞移植：异基因造血干细胞移植是目前能根治重型β地中海贫血的方法。如有HLA相配的造血干细胞供者，应作为治疗重型β地贫的首选方法。

（6）基因活化治疗：应用化学药物可增加γ基因表达或减少α基因表达，以改善β地中海贫血的状态，已用于临床的药物有经基脲、5-氮杂胞苷（5-AZC）、阿糖胞苷、马利兰、异烟肼等，目前正在探索之中。

79. 什么是自身免疫性溶血性贫血

自身免疫性溶血性贫血（AIHA）系体内B淋巴细胞免疫调节紊乱，产生自身抗体和（或）补体，并结合于红细胞膜上，致红细胞破坏加速而引起的一组溶血性贫血。儿童时期发病率约为1∶80 000，发病数约占全部溶血性贫血的25%，80%发生于10岁以下小儿，男孩多于女孩。AIHA的自身抗体根据其作用于红细胞的所需温度，可分为温抗体型（37℃时作用最活跃，不凝集红细胞，主要为IgG型不完全抗体）

和冷抗体型(20℃以下作用活跃,低温下可直接凝集红细胞,为完全抗体,绝大多数为IgM)两大类,冷抗体型 AIHA 又分为两种:冷凝集素综合征和阵发性冷性血红蛋白尿。

80.温抗体型自身免疫性溶血性贫血有哪些临床特征

温抗体型 AIHA 由温抗体 IgG 引起,作用最适温度37℃,可发生于任何年龄,从婴儿至老年都可累及,女性多见,分为特发性与继发性两类。小儿患者以特发性者居多,约占70%。特发性病因不明,继发性常见病因有包括感染、恶性肿瘤、各类免疫性疾病如:系统性红斑狼疮、类风湿性关节炎、特发性血小板减少性紫癜、免疫缺陷病等。药物诱发的 AIHA 主要有3种类型:①青霉素型:亦称药物吸附型。②甲基多巴型。③免疫复合物型。

本病的临床表现多样化,轻重不一,以慢性为多。半数伴有脾大,1/3因患者有黄疸及肝大,继发性自身免疫性溶血性贫血常伴有原发病的症状。急性发病多发生于小儿,特别是伴有感染者,偶见于成年。起病急骤,有寒战、高热、腰背痛、呕吐和腹泻,症状极严重,可有休克及神经系统表现。慢性起病可先有头昏及全身虚弱,几个月后才发现贫血,程度不等。

实验室检查可见外周血涂片可见球形红细胞增多和数量不等的有核红细胞,网织红细胞增多。白细胞正常或轻度升高,偶可减少。血小板正常,如降低则提示 Evans 综合征。

骨髓红系造血明显活跃,偶见轻度巨幼样变,发生再障危象时骨髓呈增生低下象,外周血全血细胞及网织红细胞减少。抗人球蛋白试验又称 Coombs 试验阳性,90%以上的患者直接抗人球蛋白试验(DAT)阳性,DAT 是诊断本病的经典实验室检查。可有血清胆红素升高,以非结合胆红素为主,急性溶血时结合珠蛋白降低并可出现血红蛋白血症、血红蛋白尿或含铁血黄素尿、尿胆原增多。

 ## 81. 温抗体型自身免疫性溶血性贫血的治疗

该病的治疗措施有病因可寻的继发性患者应治疗原发病。感染所致者常表现为病情急且呈自限性的特点,有效控制感染后溶血即可缓解甚至治愈;糖皮质激素是治疗本病的首选和主要药物。常选用泼尼松,约80%以上的患者糖皮质激素治疗有效。糖皮质激素足剂量治疗3周病情无改善者应视为治疗无效。激素治疗无效或维持量每日超过15mg者应考虑更换其他疗法。长期应用糖皮质激素副作用包括库欣综合征、感染倾向、高血压、溃疡病、糖尿病、体液潴留和骨质疏松等。脾切除适用于糖皮质激素治疗无效、激素维持量每日超过15mg、不能耐受激素治疗或有激素应用禁忌证的患儿。免疫抑制剂用于糖皮质激素和切脾无效的患者,环磷酰胺和硫唑嘌呤是最常用的免疫抑制剂,此类免疫抑制剂为细胞毒药物,治疗期间须密切观察其副作用。本病输血应严格掌握适应证,因多数患者治疗收效较快,故输血仅限于再障危象或极度贫血危及生命者,以选用洗涤红细胞为宜。其他治疗包括达那唑、大剂量丙种球蛋白静脉注射、血浆置换、长春新碱类药物。血小板输注、胸腺切除等均有治疗本病的报道,因资料有限,其确切价值待探讨。

 ## 82. 什么是冷抗体型自身免疫性溶血性贫血

冷抗体型自身免疫性溶血性贫血是自身免疫性溶血性贫血的一个类型,它的最适反应温度在20℃以下,特别是4℃的自身抗体称冷抗体,主要为血管内溶血。包括3种亚型:①冷凝集素/冷溶血素综合征(CAS)。②阵发性冷性血红蛋白尿(PCH)。③冷凝集素和D-L抗体混合型。

临床上CAS多继发于支原体肺炎、传染性单核细胞增多症、MCV感染及流行性腮腺炎等。近年有报道绝大多数PCH继发于水痘、传染性单核细胞增多症、支原体肺炎及麻疹等。

CAS具有3大临床表现：①发绀症，即在冷环境中，大多数患者有耳郭、鼻尖、手指及足趾的发绀，一经加温即可消失。②溶血综合征，急性型CSA可有发热、寒战、血红蛋白尿及急性肾功能不全等，慢性型CSA可有贫血、黄疸、肝脾轻度肿大等。③继发性CSA可有原发病的表现。感染引起的CAS病程经过短暂，常在感染发生后2~3周出现症状（此时冷凝集素滴度达峰值），经过2~3周后可自发缓解，典型症状有苍白和黄疸，寒冷环境下可有手足发绀。原发性CAS和淋巴增殖性疾病引起的CAS表现为慢性经过，主要为慢性溶血引起的苍白和乏力。

PCH的临床表现：PCH患者于受冷后急性发作，表现为寒战、高热（可达40℃）、全身乏力、腰背及下肢疼痛，随之出现血红蛋白尿，上述表现可持续数小时至数天。反复发作者可出现面色苍白、轻度黄疸及脾大。继发性PCH患者应有原发病的表现。

83. 冷抗体型自身免疫性溶血性贫血的治疗措施

（1）对急性继发性CAS：例如，继发于肺炎支原体肺炎或传染性单核细胞增多症及急性PCH大多呈自限性患者，要积极治疗原发病。保暖最为重要。一般患者病程较短，均能自行痊愈。可以补充叶酸。

（2）对慢性冷抗体型AIHA患者：糖皮质激素和脾切除效果都不佳。对贫血不重的慢性患者最重要的治疗也是保暖，即使中度溶血患者，只要环境温度超过冷抗体反应的最高温度均有效。

（3）冷抗体型AIHA患者：免疫抑制治疗有效。苯丁酸氮芥（瘤可宁）可获得满意效果。环磷酰胺也可应用。个别有用青霉胺而获得较好效果,它也可使冷凝集素及溶血素的浓度降低。CD_{20}^+的慢性淋巴增殖性疾病产生的单克隆性 IgM 型冷抗体,已有用 CD20 单克隆抗体治疗成功的报道。

(4)输血:应严格限制输血,因为冷凝集素的存在使配血发生困难,而且输血可能激发溶血。输血包括输液都必须预热至37℃方可输入。

(5)血浆置换:由于冷抗体在正常体温下游离在血浆内,故血浆置换能在短时间内清除部分冷抗体,适用于重症患者,但仅有暂时效果,应与免疫抑制剂合用。

 ## 84. 什么是 Evans 综合征

Evans 综合征,即同时或相继发生自身免疫性溶血性贫血和免疫性血小板减少性紫癜的综合征。以女性较多,儿童发病率较成人为少,儿童病例多呈急性,与病毒感染有关。此综合征多以血小板减少起病,随后发生自生免疫性溶血,两者同时起病少见。继发性 Evans 综合征多与结缔组织病有关,特别是与系统性红斑狼疮有关。中国医学科学院血液学研究所 40 例 Evans 综合征分析表明,临床以贫血、出血为主,半数有黄疸,少数有酱油色尿,Coombs 试验均阳性,AIHA 疗效满意,ITP 疗效较差,脾切除有效率为83%,优于采用糖皮质激素者53%。

 ## 85. 什么是阵发性睡眠性血红蛋白尿症

阵发性睡眠性血红蛋白尿症(PNH)是一种获得性造血干细胞克隆缺陷性疾病,由于造血干细胞的异常导致红细胞膜表面缺陷,即造血干细胞及其分化发育过程的各种血细胞膜上糖化磷脂酰肌醇(CPI)减少或缺乏,系获得性的红细胞膜缺陷引起的慢性血管内溶血。临床上主要表现为血管内溶血所致的与睡眠相关的溶血性贫血。可伴发作性血红蛋白尿和全血细胞减少症。部分与再生障碍性贫血并存,称再障－阵发性睡眠性血红蛋白尿(AA－PNH)综合征。后期有些可转化为急性白血病、再生障碍性贫血或骨髓纤维化。

临床根据血红蛋白尿发作的频度将 PNH 常分为 3 型,即频发型(≤2 月发作 1 次)、偶发型(>2 月发作 1 次)及不发作型(2 年无发作)。

(1)临床表现

1)贫血及溶血表现:长期持续血管内溶血导致慢性贫血,严重的可发生贫血性心脏病。部分患者有轻度肝脾大及巩膜黄染。

2)血红蛋白尿:阵发性加重或发作性血红蛋白尿是阵发性睡眠性血红蛋白尿症的典型症状,75% 的患者在病程中有血红蛋白尿发作,但以其为首发症状者仅 25%～50% 。发作程度不同,发作间歇长短不一,有的始终无血红蛋白尿发作,但常有含铁血黄素尿,35% 的患者血红蛋白尿与睡眠有关,溶血发作时可见睡眠后小便褐色与酱油色,患者可有腰酸、四肢酸痛、食欲减退、发热、恶心呕吐、尿不尽感、尿道疼痛。常见诱发因素有感染、月经、输血、手术、情绪波动、饮酒、疲劳、服用铁剂、维生素 C、阿司匹林等。

3)并发症:PNH 患者易并发各种感染、出血倾向、血栓形成、胆石症、肾衰竭等。

 ## 86. 阵发性睡眠性血红蛋白尿的实验室检查有哪些特征

阵发性睡眠性血红蛋白尿的实验室检查有以下特征:

(1)血象:多数贫血是严重的,常低于 60g/L,如血红蛋白尿频繁发作,可呈小细胞低色素性贫血,合并血管内血栓形成时,血片中可见红细胞碎片。粒细胞通常减少,血小板中度减少,约半数有全血细胞减少。

（2）骨髓象：半数以上患者骨髓象三系细胞增生活跃，尤以幼红细胞为主，再障危象时呈增生低下或再生障碍。

（3）血管内溶血的实验室检查阳性：血红蛋白尿、血清结合珠蛋白降低、血红蛋白血症、含铁血黄素尿（Rous 实验持续阳性）。

（4）特异性血清学实验阳性：酸溶血试验（Ham 实验）、蔗糖溶血实验、热溶血试验、蛇毒因子溶血实验。

（5）免疫学检查：细胞膜 CD55 及 CD59 表达阴性率 >5%，>20% 诊断意义更大。

 87. 阵发性睡眠性血红蛋白尿的治疗措施有哪些

PNH 的治疗原则主要是根除异常造血干细胞，控制溶血，加强并发症的预防及治疗。

（1）骨髓移植：目前认为骨髓移植（BMT）是唯一可以治愈本病的手段。但由于 PNH 是一种良性克隆性疾病，部分患者有自愈的可能性，加之 BMT 高风险及供者来源选择的困难，故应严格掌握适应证。

（2）输血：输血能提高血红蛋白，维持组织需氧，抑制红细胞生成，间接减少补体敏感的红细胞。但输入血浆中含有促进溶血的补体成分，故输血常可加重急病溶血，所以必须严格掌握适应证，目前主张采用去除血浆，并经盐水洗涤 3 次的红细胞输注。

（3）控制溶血发作

1）右旋糖酐在体内外均有抑制 PNH 红细胞溶血的作用，输入 6% 右旋糖酐可阻止血红蛋白尿的发作，适用于伴有感染、外伤、输血反应和腹痛危象者。

2）急性溶血时可口服或静脉滴注 5% 碳酸氢钠以减轻对肾脏的损伤。

3)目前针对已经发作的溶血最常用的治疗是肾上腺皮质激素。初始剂量为泼尼松 30~40mg/d,溶血控制后剂量减半,后逐渐减量至应用最小维持量,注意药物的副作用。

4)平时应注意避免引起溶血发作的诱因如上呼吸道感染,应用某些易诱发溶血的药物。

（4）促使红细胞生成

1)雄激素:刺激红细胞生成,减少输血次数。丙酸睾酮、司坦唑醇等蛋白同化激素均可应用,但不能改变红细胞基本缺陷。

2)铁剂:长期血红蛋白尿导致缺铁。但铁剂可促使活性氧的产生,PNH 细胞对氧化损伤很敏感,易诱发血红蛋白尿。肯定缺铁者应用小剂量铁治疗,如有溶血应停用。

（5）血管栓塞的防治:口服华法林有防止血栓的作用,但有出血的危险,应谨慎。

（6）其他:免疫抑制剂治疗和联合化疗。

第五章

白细胞疾病

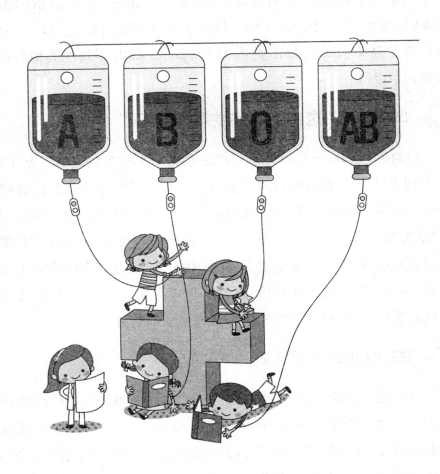

88. 什么是白血病 常见的儿童白血病有哪几种

白血病是造血干细胞克隆性恶性增殖的一组异质性的造血系统恶性肿瘤,俗称"血癌"。它是由于血细胞中,主要是白细胞某一系列细胞异常肿瘤性增生,并在骨髓、肝、脾、淋巴结等各脏器广泛浸润,外周血中白细胞有质和量的异常,红细胞与血小板数的减少,导致贫血、出血、感染和浸润等征象。

儿童白血病按白血病细胞的起源主要分为:急性髓系白血病(AML)、慢性髓系白血病(CML)和急性淋巴细胞白血病(ALL),其中ALL 约占 75%～80%,AML 约占 15%～20%,CML 等其他类型白血病的发病率极低。

 89. 我国儿童白血病的发病情况如何

白血病(Leukemia)是儿童时期最常见的恶性疾病之一。据了解,15 岁以下儿童白血病约占恶性肿瘤的半数以上,居所有恶性肿瘤的首位。我国 1986—1988 年的流行病学资料显示白血病的年发病率为 2.71(0.38～5.82)/10 万。天津市对 1981—2000 年 15 岁以下儿童白血病发病情况的调查显示总发病率为 3.9/10 万,其中男性儿童为 4.32/10 万,女性儿童为 3.45/10 万。近年来随着空气污染、环境等因素日益恶化,儿童白血病的发病率有逐年增加趋势。

 90. 白血病会遗传吗

急性白血病并非遗传性疾病。但是,现已证明某些遗传性综合征如 21 - 三体综合征(Down syndrome)及 Fanconi 贫血与白血病的易感性密切相关。同卵双胞胎发生白血病的概率比异卵双生者大。祖父、双亲、同胞当中有遗传性缺陷者与多种类型急性白血病的发病有关,其中包括肌肉骨骼疾病、胃肠疾病、变态反应性疾病、遗传性心脏病及肺部疾病等。英国及美国的研究表明,2.3%~2.6%的儿童急性白血病与遗传因素有关。

 91.得了白血病就一定要做骨髓移植吗

随着现代医学的发展,白血病已经细化分为多种,每一种都有不同的治疗方案。并不是所有的白血病都适宜做骨髓移植。比如,有报道指出急性早幼粒细胞白血病自确诊后5年无病生存率达80%以上,儿童急性淋巴细胞白血病标危、中危组经联合化疗后的5年无病生存率达到80%~90%,在国际上被认为是可以治愈的白血病。与骨髓移植相比,化疗副反应小,生活质量比骨髓移植高。随着新药的开发和新的治疗方案的不断推出,骨髓移植只作为治疗部分高危、复发和难治性白血病的治疗手段。

儿童白血病的病因有哪些?

儿童白血病的病因尚不明了,可能的发病因素包括以下几方面。

(1)遗传因素:有家族性白血病的报道。遗传是白血病易感因素之一,当然遗传背景在某些方面要注意环境因素,如病毒感染等。随着儿童ALL的无事件生存率的增高,目前已有足够多的长生存病例,并未发现该人群的后代发生白血病的危险性增加。

(2)儿童急性淋巴细胞白血病的胎内起源:有人认为儿童白血病也可能起源于胚胎期。

(3)感染因素:某些病毒如人类T细胞白血病病毒Ⅰ型被证实与成人T细胞白血病有关。一些药物,如苯、保泰松、氯霉素、抗肿瘤药物特别是烷化剂,如环磷酰胺、美法仑、苯丁酸氮芥及噻替哌等会增加白血病的发病率。母亲孕期感染及新生儿感染,对ALL发生的危险性起到不可忽视的作用。与感染相关的其他因素包括免疫接种、动物接触史、季节变化等,它们与儿童白血病的确切相关性尚无定论。

(4)环境因素:迄今为止,虽有大量关于环境因素与白血病发病的相关性研究,但确定的相关因素只有电离辐射。X 射线、γ 线、原子弹辐射及暴露于高强度磁场(>0.4μT)等可增加儿童患白血病的危险,且发生率与剂量有关。多中心的研究表明母亲孕前、孕中及父亲职业接触杀虫剂、除莠剂、杀真菌剂等,于儿童白血病发病相关。环境中苯浓度日益增加可能是白血病的病因之一。有研究报道,居住于交通要道或加油站(100m 以内)的儿童,发生白血病的危险性增加。

(5)生活方式:母孕期吸烟、饮酒、服用某种特定的中药和导致DNA 损伤的药物,接触杀虫剂可增加与 MLL 基因改变相关的急性白血病的发病危险。

(6)既往病史:Down 综合征、先天性心脏病、胃肠道畸形在 ALL 患儿中多见;Down 综合征、智力发育迟缓、先天性心脏病在 AML 中多见。

92. 儿童急性白血病的早期症状

急性白血病起病一般比较急骤,发展迅速,较少有先兆症状。早期症状主要有:贫血、出血、发热、骨痛、肝脾大、淋巴结肿大等。

(1)贫血:出现较早,且随病情发展而加重,表现为面色、口唇苍白,虚弱无力、活动后心慌憋气。主要是由于白血病患儿骨髓造红细胞的功能被白血病细胞破坏。

(2)出血:以皮肤、黏膜出血多见,常反复发生。表现为皮肤的淤点、淤斑,鼻出血及牙龈出血等。

(3)发热:可表现为低热、中等热或高热,多为持续性发热,也有间歇热或不规则热。原因有两种,一种是肿瘤性发热,多为低热,一般在37℃左右,不超过 38℃,且抗生素治疗无效;另一种原因是合并感染,常见为口腔、呼吸道、皮肤、泌尿系及肛周感染等与外界相通或相连部位的感染。合并感染主要是由于白血病细胞恶性增殖,导致中性粒细胞(承担人体正常主要防御功能)缺乏,机体失去防御能力,导致细菌、病毒入侵造成感染。

(4)骨痛:骨骼和关节疼痛在儿童急性淋巴细胞白血病中尤其多见,可波及肘、腕、膝、髋等关节并呈游走性,特别是承重部位,如下肢关节、脊柱等。表面无红、肿、痛。主要是由于白血病细胞大量繁殖,使骨内压力增高,也可能浸润、破坏骨皮质和骨膜而引起疼痛。疼痛剧烈时甚至需要用较强的镇痛剂才能缓解。

(5)肝脾大:为较常见的体征,儿童发生率高于成人,多因为白血病细胞浸润造成。

(6)淋巴结肿大:多为轻度,质地柔软,不融合。部位多位于颌下、颈部、腋下、腹股沟等。

(7)眼球突出:常见于髓系白血病,男多于女。主要是由于白血病细胞浸润眼眶骨膜之下引起一侧或双侧不对称的突眼症。严重者眼睑水肿,眼结膜外翻发炎,严重者会影响视力,甚至失明。

 ## 93. 什么叫类白血病反应

类白血病反应是指由其他疾病所引起的反应性白细胞增高,白细胞计数可达 5×10^9/L 以上,外周血中可见到幼稚细胞,与白血病有类似之处,因而叫做类白血病反应。这种白细胞是正常白细胞数量的增多,而不是异常肿瘤来源的白细胞,和白血病有本质的区别。骨穿可以鉴别,类白血病反应的骨髓呈感染性改变,而白血病的骨髓呈单克隆的肿瘤性改变。引起类白血病反应最常见的病因有感染、中毒或者药物反应等,其临床表现也因病因不同而异。类白血病反应在临床上经全面检查后,一般均能发现病因,原发病控制后,类白血病反应也会

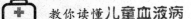

随之消失。

 ## 94. 白血病会传染吗

尽管目前人类白血病的确切病因尚不明确,有关白血病发病机制的说法也很多,但尚未见由于与白血病患者密切接触而传染上白血病的病例。和白血病患者接触的医护人员,他们的白血病发病率也没有比普通人增高。虽然有研究发现,某些病毒感染,如 1 型人类 T 细胞白血病/淋巴瘤病毒可诱发某些 T 细胞白血病,主要是这类病毒本身所含的逆转录 DNA 引起患者基因突变所致。另外,也曾有报道,在某些家庭中,先后数名家族成员患同一类型白血病,主要是这类家族成员中共有某些遗传性缺陷,但这并非由于相互间传染所致。也有人担心,白血病可因输血而传染,其实这也没必要。虽说输血在某些情况下可引起一些传染病,如乙型肝炎、丙型肝炎、疟疾、艾滋病等的传播,但至今国内外尚无因输血而引起白血病的报道。

 ## 95. 儿童白血病能治愈吗

近 10 年来,随着细胞形态学、免疫学、细胞遗传学和分子生物学(MICM)工作的进展,儿童白血病通过更加科学、细致的危险度分组治疗使预后得到极大的改观。儿童急性淋巴细胞白血病 1 个疗程完全缓解率高达 98% 以上,长期生存率也高达 70% ~ 80% ,成为可治愈的恶性肿瘤之一。中国医学科学院血液病医院对 1991 年 11 月至 2005 年 12 月住院治疗的 102 例急性早幼粒细胞白血病(APL)患儿总结,结果为 5 年累计复发率为 16% ,治疗失败的主要原因为伴白细胞增高和凝血异常导致的早期死亡,5 年累积无事件生存(EFS)率、无病生存(DFS)率、总生存(OS)率分别为 72.3% 、85.0% 和 85.8% ,总的治疗费用明显降低,生存质量显著;对伴有 t(8;21) 易位的 AML 采用含中剂量阿糖胞苷的早期强化治疗,5 年无事件生存率达 66% 以上,达到了国际报道的最好水平。

虽然随着治疗手段的不断改进,很多白血病患儿得到长期无病生存,但仍有部分患儿复发。高危组病例或治疗后复发的患儿采取干细胞移植,早期复发(1 年内)者采用异基因移植和自体移植疗效相当。放疗用于部分中枢神经系统白血病或高危组病例的颅脑放疗。除外急性早幼粒细胞白血病(APL)的儿童急性髓系白血病(AML)的 5 年无病生存率约为 40%~60%,有约 50% 的病例复发,复发部位主要为骨髓,其次为中枢神经系统。HLA - 相合造血干细胞移植可能为唯一挽救该部分复发患儿的治疗手段。

96. EB 病毒感染与白血病的关系

传染性单核细胞增多症是 EB 病毒感染,绝大多数患儿都能恢复正常。但有一小部分 EB 病毒感染会转变成慢性活动性,这里面又有一些会向肿瘤转化,最常见的是淋巴瘤,其次是白血病。

1964 年 Epstein 和 Barr 首先从非洲儿童伯基特淋巴瘤组织中分离出一株可传代的类淋巴母细胞系,发现细胞内有疱疹病毒颗粒,后来命名为 Epstein - Barr 病毒,简称 EBV。

研究证实,EBV 不仅可以感染 B 细胞,还可感染人体 T 细胞、NK 细胞、单核巨噬细胞,因机体免疫状态不同而引起不同的 EBV 相关疾病。其中伯基特淋巴瘤与 EBV 的密切相关性已被公认。

近年研究表明急性淋巴细胞白血病(ALL)与胎儿感染、新生儿期微生物抗原刺激和(或)持续感染相关。Lehtinen 等研究结果显示,EBVIgG 阳性且 EBVIgM 阳性的母亲,其子女罹患 ALL 的危险性显著增加,表明母亲妊娠期间感染 EBV 与儿童 ALL 的发生有关,其机制可能与染色体易位有关。此外,淋巴细胞白血病是淋巴细胞增殖性疾病,且 EBV 入侵淋巴细胞,故考虑淋巴细胞白血病的发病与 EBV 存在一定关系。本研究结果显示,淋巴细胞白血病组 EBVDNA 阳性率为 38.1%(8/21),与对照组比较差异均具有统计学意义($P < 0.05$),而髓系白血病组 EBVDNA 阳性率为 22.2%(4/18),与对照组比较差异无统计学意义,也证实了 EBV 感染与淋巴细胞白血病发生有关,而与髓系白血病无相关性。

 ## 97. 败血症就是白血病吗

首先肯定的是败血症并不是白血病。败血症(septicemia)是由于病原菌侵入血流并迅速繁殖后,产生大量毒素和其他代谢产物所引起的急性全身炎症反应综合征(systemic inflammatory response syndrome, SIRS)。临床上主要表现为寒战、高热、心动过速、呼吸急促、皮疹、关节肿痛和肝脾大、白细胞计数增高等。病情进一步加重后可发展为感染性休克、弥散性血管内凝血(DIC)和多器官衰竭。败血症的治疗应在积极治疗原发病的基础上以抗菌治疗和支持治疗为主,而白血病治疗主要为化疗、骨髓移植和支持治疗。虽然败血症不是肿瘤性疾病,但由于败血症多是发生于免疫力低下患者,其中包括急性白血病患儿治疗期间骨髓抑制期并发的严重感染,因此应引起高度重视,积极治疗,否则也会危及患儿生命。

 ## 98. 出血不止就是白血病吗

正常人的血液在血管内流动,一旦血管破损,血液从血管内流至血管外进入组织或排出体外即为出血。人体内存在 3 个止血系统,保证小的出血能及时止住,3 个系统包括:血小板、凝血系统、血管壁。这 3 个系统中任何一个系统出现问题都会导致短时间内出血不止。白血病患儿发病初期或化疗后骨髓抑制期出血大部分是由于血小板偏低引起,但急性早幼粒细胞白血病早期出血是由于白血病细胞破坏凝血系统而引起,如治疗不及时会有致命危险。还有另一种常见的出血性疾病血友病则是因为缺乏凝血因子Ⅷ而引起出血。意外伤害碰到了人体的一些小动脉,小动脉瘤破裂等都会导致短时间内出血不止。所以说,出血不止不一定就是白血病。但不管哪一种原因引起出血,我们都应该及时到医院就诊,查明原因,对症治疗。

 ## 99. 儿童白血病和装修有关吗

前面介绍过,可能会导致白血病的原因之一是化学物质苯。装修房屋使用的黏合剂中就含有苯类化合物。有报道称母亲孕前、孕中及产后接触苯会增加 ALL 的发生危险;家用有机溶剂与儿童白血病的发生有关。我国对 1000 余名儿童白血病患儿研究结果显示,有46%的家庭在患儿确诊前 6 个月内进行过室内装修。苯导致儿童白血病的可能机制与儿童的个体易感性强、儿童毒物代谢酶,如细胞色素 p4502E1、谷胱甘肽硫转移酶(GSTs)等的基因多态性以及儿童体内存在固有的基因缺陷等有关。

 ## 100. 儿童白血病有哪些类型

白血病的分类,首先应分出急性及慢性两大类。分类的标准是根据白血病细胞分化程度。如果细胞分化程度接近或是成熟阶段则是慢性型,相反,白血病细胞分化程度差以原始及幼稚细胞为主,就称之为急性型。

然后,再按细胞类型又分为淋巴细胞型和非淋巴细胞型(髓细胞型)。急性淋巴细胞白血病又可分为 L1、L2、L3 型。急性非淋巴细胞白血病可分为 8 个亚型:即急性粒细胞白血病未分化型(M0)、急性粒细胞白血病微分化型(M1)、急性粒细胞白血病部分成熟型(M2a、

M2b）、多颗粒型急性早幼粒细胞白血病（M3a、M3b）、变异型急性早幼粒细胞白血病（M3v）、急性粒—单核细胞白血病（M4a、M4b、M4c）、急性粒单细胞白血病伴嗜酸细胞增多（M4E0）、急性单核细胞白血病（M5a、M5b）、急性红白血病（M6）、急性巨核细胞白血病（M7）。其他特殊类型的白血病包括：低增生性急性粒细胞白血病、慢性粒细胞白血病急性变、浆细胞白血病、嗜酸粒细胞白血病、嗜碱粒细胞白血病、肥大细胞白血病、急性混合细胞白血病等。

儿童急性白血病以儿童急性淋巴细胞白血病（ALL）最常见，占所有白血病的 70%～80%。其余 20%～30% 的患儿为急性非淋巴细胞白血病（ANLL）或急性髓性白血病（AML）。慢性白血病儿童较少见，主要是慢性粒细胞白血病。

 ## 101. 为什么确诊白血病需要进行大量全面的骨髓及外周血化验

很多患者和家属不能理解为什么白血病患者本身就已经贫血，在刚入院时医生还要进行骨髓穿刺和采集大量的血标本，很担心会因此加重患者不适，具体原因在这里向大家介绍一下。

白血病的治疗及预后依赖于前期的诊断及分型，现阶段白血病的诊断及分型涉及形态学、免疫学、细胞遗传学和分子生物学，诊断分型根据发现时间及涉及内容不同分为 FAB 分型、MIC 分型 MICM 分型。

1976 年法国（Franch）、美国（AInerican）和英国（Britain）7 位血液学专家（FAB 协作组）根据骨髓和外周血的细胞形态，补充必要的细胞化学染色，制订了关于急性白血病的分型诊断标准，简称"FAB"分型。据此标准，把急性白血病分为淋巴细胞型和髓细胞型。前者又按细胞大小及形态而分为 L1、L2、L3 型；后者按细胞类型分为 8 个亚型，即 M0～M7 型。但是 FAB 分型只是单纯以形态学变化来确定类型，检测者主观成分较大,不能预测患者的治疗效果与预后。因而 FAB 协作组的大部分成员与免疫学家、细胞遗传学家共同组成了 MIC 研究协作组,1985 年在比利时举行的第一届国际 MIC(形态学、免疫学和细胞遗传学)组织分型会议,制定了 ALL 的 MIC 分型标准,AML 根据 MIC 分型主要分为 M2/t(8;21)、M3/t(15;17)、M5a/t(11q)、M4Eo/inv(16)、M1/t (9;22)、M2/t(6;9)、M1/inv (3)、M5b/t (8;16)、M2baso/t(12p)、M4/ +4 等。

MIC 是形态学(Morphology,M)、免疫学(Immunology,I)和细胞遗传学(Cytogenetic,C)3 个字的缩写。急性白血病的 MIC 分型,顾名思义是根据白血病细胞的形态学、免疫学及细胞遗传学特点,对白血病做出的分型诊断。采用 MIC 分型则可在相当程度上弥补 FAB 分型单纯用形态学分型之不足。除形态学特点外,MIC 尚依据白血病细胞表面所携带或表达的系列特异性抗原(如:髓系抗原,T、B 或非 T、非 B 淋巴系抗原),应用单克隆抗体进行测定标记,提高对白血病分型的准确性与客观性。同时,还采用了染色体分带技术及其他细胞遗传学方法来检测白血病患者是否存在染色体方面的异常,可对指导临床判断预后提供有价值的参考。

MICM 分型是指形态学、免疫学、细胞遗传学和分子生物学分型,是在 MIC 分型基础上加上分子生物学检测,对诊断、分型、判断预后及微小残留病检测等更有重要意义。MICM 分型的确定从侧面反映了 MICM 检查结果是研究血液肿瘤的关键信息。因此,我们结合血液肿瘤 MICM 检查信息、临床信息以及标本冻存信息等血液肿瘤疾病资料,建立血液肿瘤 MICM 诊断信息平台,从而实现对血液肿瘤资源全面地收集。

总之,这些不同的分型就是要获得患者全面的信息,以确定患者的治疗方法及预后,达到个体化治疗的目的。而要获取分型信息唯一的途径就是骨髓穿刺和外周血化验,当然,医生也会根据患者的具体情况来决定取血化验后是否需要预约输注血制品。

 102. 儿童急性淋巴细胞白血病的危险度分型

急性淋巴细胞白血病(ALL)的预后因素与确诊时年龄、白细胞(WBC)数量、细胞遗传学改变以及免疫学分型等密切相关。根据预后因素将 ALL 分为低危组、中危组和高危组 3 组,以达到个体化治疗的目的。患儿年龄、白细胞数及细胞遗传学异常被认为是最关键的预后相关因素。在临床治疗中根据个体对药物的治疗反应的差别,如泼尼松治疗反应,化疗第 15 天、第 33 天骨髓缓解情况等调整治疗方案,进一步探讨个体化治疗的新策略,对改善高危、复发 ALL 的预后十分重要。2000 年,BFM 协作组根据微小残留病(MRD)对儿童 ALL 进行分组,以进一步从分子水平评判,改善预后,以期避免过度治疗和治疗强度不够,但 MRD 的检测要求技术性较高,目前国内仅有少数几个大型的专科医院可以进行检测。

 103. 儿童急性淋巴细胞白血病的治疗方法

儿童急性淋巴细胞白血病的治疗主要是以化疗为主的综合疗法,其原则是:早期诊断、早期治疗;应严格区分白血病类型和危险度分型,按照类型选用不同的化疗方案和相应的药物剂量;儿童急性淋巴细胞白血病的化疗包括:①诱导缓解治疗。②巩固治疗。③髓外白血病的治疗。④早期强化治疗。⑤维持治疗。注意支持疗法。持续完全缓解 2.5～3 年者方可停止治疗。标危、中危患儿以化疗为主,部分高危及早期复发的患儿建议达完全缓解后尽早移植。

104. 什么是完全缓解、部分缓解、持续完全缓解和未缓解

完全缓解、部分缓解、持续完全缓解和未缓解是白血病患儿治疗一段时间后,医生根据患儿的临床症状、血常规分类、骨髓形态及微小残留病等检测手段判断患儿治疗效果的标准。

(1)完全缓解(CR)

1)临床无白血病细胞浸润所致的症状和体征,生活正常或接近正常。

2)血象:Hb≥100g/L(男),或≥100g/L(女及儿童),中性粒细胞绝对值≥1.5×10^9/L,血小板≥100×10^9/L。外周血白细胞分类中无白血病细胞。

3)骨髓象:原始粒细胞 + 早幼粒细胞(原始单核 + 幼稚单核细胞或原始淋巴 + 幼稚淋巴细胞)≤5%,红细胞及巨核细胞系正常。

(2)部分缓解(PR):原始粒细胞 + 早幼粒细胞(原始单核 + 幼稚单核细胞或原始淋巴细胞 + 幼稚淋巴细胞)>5%而≤20%;或临床、血象中有一项未达完全缓解标准者。

(3)持续完全缓解(CCR):指从治疗后完全缓解之日起计算,其间无白血病复发达3～5年以上者。

(4)未缓解(NR):骨髓象、血象及临床症状3项均未达到上述标准者。

 105. 儿童急性髓系白血病的危险度分型

根据对治疗的反应、细胞遗传学和分子特征对急性髓系白血病(除外急性早幼粒细胞白血病和唐氏综合征相关的急性白血病)进行危险度分型,分为低危组、中危组和高危组。对治疗的反应是独立的预后因素:低危组在1个疗程达完全缓解,高危组在1个疗程部分缓解,2 个疗程达完全缓解。2 个疗程不缓解的为难治型。

细胞遗传学:预后良好组包括 inv(16)/t(16;16)、t(8;21);中危的细胞遗传学异常包括正常核型,单纯 +8 或者除低危和高危以外的其他核型,高危的细胞遗传学异常包括复杂核型(≥3 个,异常,-7,-5,7q-,t(9;22),除 t(9;11)以外的 11q23 异常,t(3;3),t(6;9)。

 ## 106. 儿童急性髓系白血病的治疗

儿童急性髓系白血病(AML)的治疗主要是联合化疗或进行造血干细胞移植。AML 的联合化疗传统上分为两个部分,诱导缓解治疗与巩固或缓解后治疗。诱导缓解治疗是指通过治疗使患者达到完全缓解,即红细胞、中性粒细胞、血小板数量恢复正常。骨髓原始细胞(原始粒细胞,原始、幼稚单核细胞,原始、幼稚巨核细胞)比例 <5%。骨髓各系成熟状况正常。儿童 APL 因其独立的生物学特征,治疗与其他类型 AML 不同。

(1)诱导缓解治疗:一般采用以蒽环类联合阿糖胞苷为基础的标准化疗方案,需要 1~2 个疗程,化疗后 21~28 天骨髓恢复后进行外周血和骨髓检查进行疗效评估,完全缓解则进入缓解后治疗,未完全缓解须进入其他的临床试验。

(2)完全缓解后治疗:完全缓解后,则根据危险度分型标准进行危险组分型。标危组采用序贯的含有大剂量阿糖胞苷的联合方案进行 4~6 个疗程的巩固强化治疗,期间做微小残留病检测,根据结果调整治疗方案和药物剂量。中危组如果有配型相合的同胞供者,在 2~3 个疗程的巩固治疗后,进行异基因造血干细胞移植治疗,如果没有相合的供者,继续进行联合化疗,总的化疗周期 ≥6 个疗程。高危组在巩固治疗 1~2 个疗程后进行异基因造血干细胞移植治疗,如果无条件移植者,进行至少 6 个疗程的化疗。

107.什么是鞘内注射 白血病患儿为什么要行鞘内注射

鞘内注射是指通过腰椎穿刺将药物注入蛛网膜下隙从而达到预防和治疗疾病的目的。在急性白血病患儿治疗过程中,由于在血管与脑脊膜间存在着天然的组织屏障——血脑屏障,致使大多数经血管内给予的全身性化疗药物,难以自由通过此屏障并在脑脊液中达到有效的治疗浓度,从而使中枢神经系统成为白血病细胞的"庇护所"及复发根源。因此,鞘内注射化疗药物成为防治中枢神经系统白血病(CNS)最有效的方法之一。

 108.什么是化疗 化疗常见的毒副作用有哪些

化学治疗(简称化疗)是利用化学药物通过静脉注入血液,杀死肿瘤细胞、抑制肿瘤细胞生长繁殖和促进肿瘤细胞分化以达到治愈疾病、延长生存期、提高患儿生存质量的一种治疗方法。化疗常见的毒副作用有静脉炎、胃肠道反应、骨髓抑制导致的身体各部位出血、感染、口腔黏膜反应、脱发、心肝肾等重要脏器功能损害、神经毒性反应和过敏反应

(1)静脉炎:常发生于应用外周静脉输注化疗药时。是由于某些化疗药刺激性非常强而外周静脉血流相对缓慢,损伤血管内壁所致。表现为患儿穿刺点周围沿静脉走行出现红肿热痛。严重者可造成栓塞性静脉炎,因此化疗前最好行深静脉置管,如已出现静脉炎时应停止滴注,局部行33%硫酸镁湿敷或微波照射治疗。

(2)胃肠道反应:表现为有食欲减退、恶心、呕吐、腹痛、腹泻,严重者肠黏膜坏死、脱落。化疗期间应注意饮食卫生,少量多餐,易消化,少油腻,恶心呕吐剧烈时补液,以维持水、电解质平衡,可于化疗前30分钟给予止吐药,减轻胃肠道反应。

（3）骨髓抑制：大多数化疗药对骨髓有抑制作用，患儿常有白细胞、血小板降低，进而影响机体免疫功能和增加出血危险，因此，所有的护理措施都应围绕预防出血、感染。

（4）口腔黏膜反应：部分化疗药常引起严重口腔黏膜损害，表现充血、水肿、溃疡形成。应嘱患儿每餐后漱口。可用软毛刷刷牙，勿给患儿食用坚硬、带刺及过冷或过热的食物。

（5）脱发：是化疗过程中很常见的副反应，常在用药后1~2周开始脱落。由于药物种类和个体差异的关系每个患儿的情况不尽相同，化疗结束头发还会自然生长，因此不必过分担心，可通过佩戴假发、给患儿选择喜爱的帽子来弥补患儿形象缺憾。

（6）过敏反应：化疗药引起的过敏反应一般分为迟发型和速发型两种。迟发型反应可有发热、皮疹；速发型可出现过敏性休克，在用药后数秒内即可出现喉头水肿、心悸继而呼吸困难、发绀。

1）迟发型过敏反应一般不需停药，给予退热剂、氯苯那敏口服对症处理后即可好转。

2）嘱患儿勿用手搔抓皮肤，给患儿穿棉质宽松的衣物，瘙痒难忍时可给炉甘石洗剂涂抹，必要时给予地塞米松静脉滴注。

3）对易发生过敏反应的化疗药如门冬酰胺酶等，使用前应做皮肤过敏试验，皮试阴性者方可使用。

（7）心脏毒性反应：部分蒽环类化疗药，如：柔红霉素、阿霉素等可产生心脏毒性，损害心肌细胞，患儿可出现心慌、心悸、胸闷、心前区不适、气短等症状，严重者可发生心包炎－心肌炎综合征，用药期间严密观察患儿的脉搏变化，发现有频发早搏、脉律不齐应及时告知医生。化疗前可输入保护心脏的药物，如左卡尼丁等，输液时注意控制输液速度，防止心力衰竭的发生。

（8）肾脏毒性反应：环磷酰胺、甲氨蝶呤对肾脏毒副作用明显，可引起出血性膀胱炎,表现尿频、尿痛、尿蛋白和血尿。用药期间鼓励患儿多饮水,遵嘱给予碱化利尿药。

（9）肺纤维化:环磷酰胺、长春新碱、博莱霉素等可引起肺纤维化,拍胸片可见肺纹理增粗或呈条索状改变。护理人员应及时了解患儿的胸片检查结果;观察患儿有无呼吸急促、呼吸困难的表现;指导患儿进行呼吸功能的锻炼;病室经常通风换气,保持适宜的温度及湿度。

（10）肝脏毒性:几乎所有的化疗药物均可引起肝功能损害,轻者可出现肝功能异常,一般表现为黄疸、肝大及转氨酶增高,患儿可出现肝区不适、食欲下降。重者可导致中毒性肝炎。护士应每日观察患儿周身皮肤黏膜、巩膜颜色、肝区是否疼痛;了解患儿食欲及肝功能数值;调节饮食,注意食物的色、香、味。

（11）神经系统毒性:包括中枢神经和周围神经末梢损害。患儿可见烦躁、嗜睡、指（趾）端麻木、肢端感觉迟钝、似针刺痛、异物感、肌肉无力、行走困难,有时可出现腹胀、便秘或肠梗阻。应密切观察患儿的病情变化,正确指导患儿进行功能锻炼。

 109. 化疗对白血病患儿生长发育有影响吗

随着现代医学的发展,急性白血病患儿的长期生存率也在逐步提高,尤其是儿童急性淋巴细胞白血病。虽然在治疗期间需要进行输入大量的化学药物来杀灭肿瘤细胞,而且这些化学药物在杀灭肿瘤细胞的同时也会杀灭人体内的正常细胞,但停药后很快恢复。国际及国内的医务工作者对化疗后长期生存 5 年以上的白血病患儿的大样本调查研究显示,化疗药物对大多数患儿的生长发育没有明显影响。

 110. 急性白血病缓解后为什么还要化疗

白血病细胞的增长,起初几乎是呈指数性的生长,当它达到一定的数量以后,它的增长速率就逐渐减慢。到患者就诊时,体内的白血病细胞总数已接近 10^{12}。当诱导治疗取得完全缓解时,仅能杀灭肿瘤的一定百分数(而不是绝对数),即仅能杀灭 3~5 个对数级的白血病细胞,使其总数减少了 99.900%~99.999%,根据细胞形态学未能检出的白血病细胞仍可以高达 10^9。如果不进行缓解后治疗,残存的肿瘤细胞会继续对数级增长而导致复发,所以,为了推迟或防止白血病的复发,须继续进行联合化疗,其剂量要加大到患者的最大耐受量,除应用原诱导方案进行巩固外,还须加用其他药物进行强化治疗。

111. 急性白血病缓解后还需要持续治疗多长时间

急性白血病经治疗缓解后,体内白血病细胞由 10^{10}~10^{12} 降至 10^8,白血病细胞减少了 99%,但这只是成功的开始,只有当白血病细胞降至 10^4 以下时,才能停止化疗,依靠免疫机制消灭残存白血病细胞克隆,在此之前仍须进行强化巩固治疗。

目前儿童急性淋巴细胞白血病(ALL)根据初期危险度分组不同,治疗时间不同。标危组治疗时间男孩、女孩都是 2 年,中危和高危组女孩 2 年,男孩 2.5 年。治疗结束后只须定期复查血象,血象出现异常时才进行骨髓穿刺复查。

儿童急性髓系白血病(AML)缓解后治疗时间取决于缓解后早期强化的强度。经多位学者研究表明,接受了正规的巩固强化治疗后维持治疗对于缓解期及生存率无任何提高,因此多数学者不主张维持治疗。鉴于我国的 AML 治疗强度弱,一般医院用药剂量偏低,很难达到每个疗程均为骨髓抑制性治疗,为此,坚持长时间(3~5 年)治疗也很有必要。我院目前儿童 AML 缓解后治疗在 0.5 年左右,部分高危患儿缓解后行骨髓移植也大大缩短了治疗总疗程。治疗结束后一年内根据患者情况不同需 3~6 月来院行骨髓穿刺复查,以后复查间隔时间逐渐延长,5年后无特殊情况不再复查。

112. 化疗脱发与否与疗效有关系吗

脱发是化疗药物的副作用之一。脱发与化疗药物及剂量和治疗周期重复频率、个人的敏感性有关。化疗脱发主要是由于化疗药物在杀灭白血病细胞的同时也会杀灭正常细胞,头发根部的毛囊细胞被杀死导致脱发。而观察白血病疗效最根本还是在于骨髓中原始和幼稚细胞的数量,目前没有证据证明化疗脱发与否与疗效有直接关系。

113. 化疗期间的患儿需要忌口吗

化疗期间患儿需不需要忌口这个问题不能一概而论。从中医角度来说,应按阴阳、寒热和五行原则,但不建议给患儿食用大量的滋补性中药,如人参、枸杞、阿胶等。从西医角度来说,只要富有营养、清洁卫生、不对身体产生有害作用的食物,都可以作为患儿的饮食。一般地讲,生冷、油腻食物最好作为禁忌对象。油腻食物会妨碍患儿胃肠的消化功能。有口腔溃疡或消化道出血的患儿,忌刺激辛辣或热烫饮食。需要特别指出的是,以往对某种食物(如海味)有过过敏反应的患儿,应予禁忌。

血象低时患儿的饮食应注意预防出血和感染,可给患儿高压无菌饮食,勿食用过硬、带尖、带刺食物。注意食物搭配,防止腹泻,如酸奶不宜和水果同食。水果最好是选择能剥皮和易于清洗的,如苹果、香蕉。勿食草莓、葡萄和长期放置的速冻食品等,以免发生消化道感染。化疗期间患儿的饮食应以清淡、易消化为宜。为避免和某些药物的过敏反应相混淆,有过敏体质的患儿用药期间应避免食用鱼、虾、蟹等海产品。应用门冬酰胺酶时需食用低脂饮食,防止并发急性胰腺炎。

114. 白血病怎样才算治愈

临床上常用 5 年无事件生存率、无病生存率或无复发生存率等来统计白血病的远期疗效,一般儿童的急性白血病远期疗效能达到 70%~80% 左右。如果白血病化疗完全缓解 5 年内没复发的话,不是说患儿就只能存活 5 年,也不是说 5 年后就绝对不复发,只是 5 年以后复发的概率很小,因此称为临床治愈。

 ## 115. 白血病患儿治愈后能正常上学吗

随着医疗水平的不断提高,儿童白血病的治愈率也在逐年上升。白血病患儿治愈后与正常儿童无异,虽然完全缓解后还有可能会复发,但为了不使这部分患儿脱离正常社会群体,建议家长在住院及院外口服治疗结束后,患儿各种生理功能恢复正常,除遵医嘱进行常规的复查外,尽量让他们恢复正常的生活。这也有利于孩子以后的身心发展,提高他们的生活质量。

 ## 116. 为什么白血病会复发

所谓白血病复发是指部分白血病患儿在获得完全缓解后,再次出现骨髓中原始或幼稚细胞 >20%,或者发生髓外白血病如中枢神经系统白血病、睾丸白血病等。在接受初期治疗过程中复发或诊断后 3 年内均为早期复发,诊断 3 年后则为晚期复发。儿童急性淋巴细胞白血病 5 年无病生存率达 80%,约有 20%~30% 的患儿复发;除外急性早幼粒细胞白血病的儿童急性髓系白血病约有 50% 的患儿复发。造血干细胞移植可能是挽救这部分患儿的唯一手段。

复发的罪魁祸首是残留的白血病细胞。白血病患儿经化疗缓解后再进行巩固和强化治疗,白血病细胞得以大部分的杀灭,但确难以做到干净彻底的消灭光。而这些残留的白血病细胞大多藏匿于中枢神经系统等髓外组织，正是这些残留的白血病细胞构成了复发的基础。长期反复的化疗已经使体内的白血病细胞产生耐药性，普通的化疗药物对其无效，使得白血病细胞增殖导致复发。

117. 急性白血病患儿复发后治疗效果怎样

尽管儿童 ALL 的预后已显著改善，5 年无病生存率达 80%，但仍有 20%~30% 的患儿复发。一旦复发疗效将很差，早期复发者（在接受初期治疗过程中复发或诊断后 2 年内复发）疗效尤其差，晚期复发则疗效相对好些。儿童 ALL 最常见的复发部位是骨髓，其次为中枢神经系统和睾丸。绝大多数复发病例是在确诊后 1 年内。随着存活期的延长，复发率逐年减少，SJCRH（美国 St. Jude 儿童研究医院）的资料显示确诊后第 1 年内复发者占接受系统治疗 ALL 的 20%，确诊后第 2~4 年间每年复发者占 2%~3%，4 年后则很少复发。复发 ALL 的预后与多种因素有关，其中包括复发距初次 CR 的间隔期、复发部位、免疫表型、复发时年龄以及复发时白细胞数量，而复发距离初次 CR 的间隔期被认为是影响复发 ALL 预后的最重要因素。复发部位也是与预后密切相关的因素之一。单一部位髓外复发者预后较骨髓复发者好。根据这些预后因素选择恰当强度的治疗对改善患儿的预后有益。

复发与难治 AML 患儿虽经大剂量 Ara-C 联合米托蒽醌、去甲氧柔红霉素、氟达拉宾以及 2-氯脱氧腺苷等治疗，但再缓解率极低，预后极差，国外多中心进行很多尝试，但目前国内外尚无系统的治疗方案。HLA-相合造血干细胞移植可能为唯一挽救该部分患儿的治疗手段。

118. 白血病患儿治愈长大后能正常结婚生子吗

白血病的发病有遗传因素,但并不代表父母患过白血病,他们的子女也会得白血病。随着儿童急性淋巴细胞白血病的无病生存率的增高,已有足够多的长生存病例,目前并未发现这类人群的后代发生白血病的危险性增加。所以白血病患儿治愈长大后可以正常结婚生子。

 119. 何为先天性白血病

先天性白血病是一种罕见类型的白血病,是指从出生至生后 8 周即诊断的白血病。病因尚不清楚,一般认为与新生儿的体质与遗传因素及宫内环境因素有关。发病机制不明。常伴有先天畸形,如 21 - 三体综合征、Turner 综合征等。先天性白血病以急性髓系白血病为主,其次为急性淋巴细胞白血病。临床突出表现是皮肤损害,其次是出血、肝脾大,早期常累及中枢神经系统和睾丸浸润。

 120. 先天性白血病治疗效果怎样

本病有自发缓解的可能,对 Down 综合征并先天性白血病(一过性骨髓增殖症)及核型正常者,可观察后再治疗。先天性白血病的治疗与一般类型的急性白血病的治疗相似,总的治疗原则是在排除自发缓解的现象后,应采取联合化疗,有条件者可行异基因骨髓移植。但新生儿各器官发育不完善,对化疗耐受性差,化疗的风险大,且病情进展快,病程短,对化疗反应差,死亡率高。

 121. 什么是骨髓增生异常综合征〔 MDS 〕 儿童 MDS 有什么特点

骨髓增生异常综合征(旧称白血病前期;英文:myelodysplastic

syndromes,缩写:MDS),是一组克隆性造血干细胞疾病,其特征为血细胞减少,髓系细胞一系或多系病态造血,无效造血及高风险向白血病转化。

　　骨髓增生异常综合征(MDS)患者通常会出现严重的贫血,需要频繁输血。在大多数情况下,这种疾病最终会导致患者发展成由于骨髓的造血功能衰竭所引起的血细胞减少症。在大约1/3的MDS患者,经过几个月到几年的时间,疾病就可以发展成为急性髓性白血病。

　　儿童发病率较成人少见,儿童MDS的确切发病率尚不明确,早期流行病学调查结果显示其年发病率为0.5~4.0/10^7,婴幼儿的年发病率显著高于年长儿童,0~2岁婴幼儿的MDS年发病率为11.3/10^7,而3~14岁儿童为2.2/10^7,最近英国的报告为1.35/10^7。婴幼儿发病率显著高于年长儿童,男性患儿多于女性患儿。

　　存在有Pre-AML(急性髓系白血病前期)和Pre2-ALL(急性淋巴细胞白血病前期)两种类型约1.3%~2.2%的儿童患者有一Pre-ALL期,而Pre-ALL在成人很少见。其特点是患儿年龄一般<6岁,女性多于男性,以短暂性骨髓有核细胞增生低下起病。外周血象显示全血细胞减少,但血小板减少常相对较轻,血片中无不成熟细胞。骨髓涂片与再生障碍性贫血相似,偶可见到个别原始细胞。骨髓组织切片中造血细胞减少,有时可正常,巨核细胞相对多见,网状纤维增多。这种状态持续6~30天,不经任何治疗或仅接受支持和皮质类固醇激素治疗,血象和骨髓完全恢复正常。再经过3周至9个月后,突然转变为ALL,常是共同的急性淋巴细胞白血病抗原[CALLA(+)]的前B细胞ALL。对ALL治疗方案反应良好,完全缓解率与原发性ALL基本相同。

　　约1/3的儿童MDS继发于遗传性/先天性疾病,诸如Down综合征、I型神经纤维瘤病、Kostmann综合征、Shwachman综合征、血小板储存池病、Fanconi 贫血、Blooom 综合征等。

按 MDS FAB 标准诊断分型,慢性粒－单核细胞白血病(CMML)最多,几乎占50%左右,其次为难治性贫血伴原始细胞增多(RAEB)和转化中的 RAEB(RAEBT),难治性贫血(RA)约占10%,而难治性贫血伴环状铁粒幼红细胞增多(RARS)亚型极少见。约30%的儿童 MDS 不能按 FAB 标准进行分型诊断,尽管有作者曾提出过不同的诊断分型标准,但并未得到公认。

 122. 儿童骨髓增生异常综合征的病因及分型

MDS 的病因尚不清楚。一些调查报告显示,其发病相关因素有电离辐射、高压电磁场、烷化剂、苯、氯霉素、石油产品、有机溶剂、重金属、杀虫剂、染发剂、烟尘、酗酒等,其中一些因素,如放射治疗、烷化剂、苯、氯霉素、乙双吗啉等与继发性或治疗相关性骨髓增生异常综合征关系较为肯定。儿童治疗相关性或继发性 MDS 少见,主要与抗肿瘤放(化)疗和重症再生障碍性贫血强烈免疫治疗相关,而绝大多数为原发性,约1/3 左右的 MDS 伴发先天或遗传性异常。某些遗传性疾病,如 Fanconi 贫血、Ⅰ型神经纤维瘤病等,其家系中发生 MDS 的可能性明显增加,对发生 MDS 具有易感性,易感性可来自先天遗传缺陷,也可来自自然发生的基因多态性,或是存在着目前还无法测知的基因组易感位点。总之,MDS 的发生和发展是一个多因素、多步骤的过程。

过去 FAB 分型分为:RA(难治性贫血)、RARS(环形铁粒幼细胞性难治性贫血)、RAEB(难治性贫血伴原始细胞增多)、RAEB－t(难治性贫血伴原始细胞增多转变型)、CMML(慢性粒－单核细胞性白血病)。

新 WHO 分型:

(1)难治性血细胞减少与非同种不典型增生(难治性贫血,顽固性中性粒细胞减少和难治性血小板减少症）。

（2）环形铁粒幼细胞性难治性贫血（RARS），难治性贫血伴环形铁粒幼细胞－血小板增多（RARS－t），它在本质上是一个骨髓增生性疾病，通常有 JAK2 突变（Janus 激酶）。

（3）RCMD（难治性细胞减少伴多系增生异常）包括难治性细胞减少伴多系增生异常和环形铁粒幼细胞（RCMD－RS）的子分型。

（4）RAEB 难治性贫血伴原始细胞增多Ⅰ型和Ⅱ型。

2003 年 Hasle 等参照成人 MDS 的 WHO 诊断分型标准提出了一个儿童 MDS 的 WHO 分型标准，并提出了儿童 MDS 的最低诊断标准，认为至少符合以下 4 项中的任何 2 项方可诊断为 MDS：①持续性不能解释的血细胞减少（中性粒细胞减少、血小板减少或贫血）。②至少二系有发育异常的形态学特征。③造血细胞存在获得性克隆性细胞遗传学异常。④原始细胞增高（≥5%）。

儿童继发性 MDS 主要见于先天性骨髓衰竭综合征（如 Fanconi 贫血、Kostmann 综合征、Shwachman-Diamond 综合征、Blackfan-Diamond 贫血、家族性 MDS），其次还可以继发于放（化）疗治疗和再生障碍性贫血等，这些继发性 MDS 的诊断分型标准同原发性 MDS，但应注明继发于何种情况。

 ## 123. 骨髓增生异常综合征的临床表现

骨髓增生异常综合征的临床表现无特殊性，此病通常起病缓慢，少数患儿具有起病急剧的特点，往往在起病数周甚至数月后就诊。患儿的症状和体征主要是各类血细胞减少，伴体质异常患者可有相应临床表现。

（1）贫血：几乎所有的 MDS 患儿都有贫血的表现。RC 患者一般以顽固性贫血的相关表现为主，出血与感染的发生较为少见。患儿常有面色苍白、乏力,活动后心悸、气短等特点。

(2)出血:目前此病导致出血的患儿占20%,其中常见的出血部位包括消化道及皮肤黏膜的出血。有些患儿也会有颅内出血,女性患者有月经过多等表现。早期的出血症状较轻,大多是皮肤黏膜出血、牙龈出血或鼻出血,晚期患儿会有出血趋势加重,而脑出血成为患儿死亡的主要原因之一。

(3)脾、肝大:肝、脾大几乎是每个骨髓增生异常综合征患者都会出现的症状。患者会偶尔发现左上腹有一肿块,有人认为脾大程度与病程有关,脾肋下每1cm代表一年病程。由于脾大,患儿经常有腹部饱满或沉重压迫的感觉,脾触之坚实、无压痛。如脾增大过快,患儿常因脾局部梗死而疼痛,甚至可以听到摩擦音。

(4)感染:除贫血外,一些类型的骨髓增生异常综合征,如:RAEB及 RAEB-T 则常有全血细胞减少。粒细胞减少常导致反复发生的感染及发热,感染部位以呼吸道、肛门周围和泌尿系最多。

由于免疫力低下还容易引起潜在性脓肿以及化脓性关节炎、结核、绿脓杆菌性结膜炎、坏疽等不常见的感染。真菌感染在后期较普遍,败血症也会成为疾病终末期的并发症和主要的死亡原因。

124. 骨髓增生异常综合征的治疗方法有哪些

MDS 治疗主要解决两大问题:骨髓衰竭及并发症、AML 转化。就患者群体而言,MDS 患者自然病程和预后的差异性很大,治疗宜个体化。根据 MDS 患者的预后积分,同时结合患者年龄、体能状况、依从性等进行综合评定,选择治疗方案。低危组 MDS 治疗包括成分血输注、造血因子治疗、免疫调节剂、表观遗传学药物治疗;低危组患者一般不推荐化疗及造血干细胞移植,但年轻低危组患者能耐受高强度治疗,有望产生更好的效果/风险比和无进展生存及总生存率。

高危组 MDS 预后较差,易转化为 AML,需要高强度治疗,包括化疗和造血干细胞移植。高强度治疗有较高的治疗相关并发症和死亡率,不适合所有患者。

(1)支持治疗

包括输血、促红细胞生成素(Epo)、粒细胞集落刺激因子(G-CSF)或粒-巨噬细胞集落刺激因子(GM-CSF)。为大多数高龄 MDS、低危 MDS 所采用。支持治疗的主要目的是改善 MDS 症状、预防感染出血和提高生活质量。

1)输血:除 MDS 自身疾病原因导致贫血以外,其他多种因素可加重贫血,如营养不良、出血、溶血和感染等。在改善贫血中,这些因素均应得到处理。一般在 Hb<60g/L,或伴有明显贫血症状时输注红细胞。老年、代偿反应能力受限、需氧量增加,可放宽输注,不必 Hb<60g/L。

2)祛铁治疗:接受输血治疗,特别是红细胞输注依赖的 MDS 患者的铁超负荷若未采取治疗或治疗不当,可导致总生存期缩短。血清铁蛋白(SF)测定评价铁超负荷,能间接反映机体铁负荷,但 SF 水平波动较大,易受感染、炎症、肿瘤、肝病及酗酒等影响。对于红细胞输注依赖患者,应每年监测 3~4 次 SF。接受祛铁治疗的患者,应依所选药物的使用指南进行铁负荷监测,并定期评价受累器官功能。祛铁治疗(iron chelation therapy, ICT)可以降低 SF 水平、肝脏和心脏中铁含量,治疗有效与药物使用时间、剂量、患者耐受性及同时的输血量有关。SF 降至 500 μg/L 以下且患者不再需要输血时可终止祛铁治疗,若祛铁治疗不再是患者的最大收益点时也可终止祛铁治疗。常用药物有:祛铁胺、祛铁酮、地拉罗司。

3)血小板输注:建议存在血小板消耗危险因素者(感染、出血、使用抗生素或抗人胸腺细胞免疫球蛋白等)输注点为 $20×10^9$/L,而病情

稳定者输注点为 $10 \times 10^9/L$。

4）促中性粒细胞治疗：中性粒细胞缺乏患者，可给予 G - CSF/GM - CSF，以使中性粒细胞 $>1 \times 10^9/L$。不推荐 MDS 常规使用抗生素预防感染治疗。

5）促红系生成治疗：Epo 是低危 MDS、输血依赖者主要的初始治疗，加用 G - CSF 可以增加红系反应，持续 6 周。对无反应者，可加量 Epo 应用，继续治疗 6 周。对治疗有反应者，一旦取得最大疗效，逐渐减量 G - CSF、Epo 的应用，直至用最小的剂量维持原疗效。

6）免疫抑制治疗（IST）：ATG 单药或联合环孢素进行 IST 选择以下患者可能有效。无克隆性证据的 ≤60 岁的低危/中危 -1 患者，或者骨髓低增生，HLA - DR15 或伴小的 PNH 克隆。不推荐原始细胞 >5%，伴染色体 -7 或者复杂核型者使用 IST。近有前瞻性随机对照的研究发现 IST 与最佳支持治疗生存期相当。对于 MDS 采用抑制 T 细胞功能的治疗需慎重。

（2）免疫调节治疗

1）免疫调节药物（IMiDs）：沙利度胺（thalidomide）治疗后血液学改善以红系为主，疗效持久，但中性粒细胞和血小板改善罕见。尚没能够证实剂量与反应率间的关系，长期应用耐受性差。来那度胺（lenalidomide）对染色体 5q - 异常者效果很好，但是标准剂量（来那度胺 10mg/d，共 21 天）骨髓抑制比例高；对于复杂染色体异常和伴 p53 基因突变者，使用来那度胺会导致疾病进展，促进转白。建议 5q - 患者先使用 Epo，无效后换用来那度胺。在使用来那度胺前和过程中检测染色体和 p53 的突变情况。

2）表观遗传学修饰治疗：5 - 阿扎胞苷（Azacitidine, AZA）和 5 - 阿扎 - 2 - 脱氧胞苷（Decitabine，地西他滨）可降低细胞内 DNA 总体甲基化程度，并引发基因表达改变。2 种药物低剂量时有去甲基化作用,高剂量时有细胞毒作用。阿扎胞苷和地西他滨在 MDS 治疗中的具体剂量方案仍在优化中。高危 MDS 患者,是应用去甲基化药物的适宜对象;对于低危患者并发严重血细胞减少和(或)输血依赖,也是去甲基化药物治疗的合适对象。疗程增加可提高 AZA 或地西他滨治疗有效率。①阿扎胞苷(AZA):MDS 中高危患者应用 AZA 75mg/m² 皮下注射或静脉输注共 7 天,28 天为 1 个疗程为目前推荐方案。AZA 可明显改善患者生活质量,减少输血需求,明显延迟高危 MDS 患者向 AML 转化或死亡的时间。即使患者未达 CR,AZA 也能改善生存。在毒性能耐受及外周血象提示病情无进展的前提下,AZA 治疗 6 个疗程无改善者,换用其他药物。②地西他滨:地西他滨推荐方案为每天 20mg/m² 静脉输注,共 5 天,4 周一疗程。多数患者在第 2 个疗程结束起效,并且在同一时间点达到最佳效果。通常足量应用地西他滨 3~4 个疗程若无效再考虑终止治疗。

(3)细胞毒性化疗

高危组尤其原始细胞增高亚型的 MDS 预后相对较差,开始宜行类同于 AML 的治疗,完全缓解率40%~60%,但是缓解时间短暂。年轻(<65 岁)、核型正常者化疗后 5 年总生存率约27%。预激方案在小剂量 Ara - c(10mg/m²,q12hs×14d)基础上加用 G - CSF,并联合阿克拉霉素(ACR)或高三尖杉酯碱(HHT)或去甲氧柔红霉素(Ida)。国内多使用预激方案,由于 MDS 多见于老年人群,机体状况较差或常伴有诸如慢性肺病、心血管病及糖尿病等不适于强化疗的因素,因此小剂量化疗为这些患者延长生存期,改善生活质量提供了一种治疗选择。治疗 MDS 的 CR 率为40%~60%左右,有效率为60%~70%。年龄对于疗效无显著影响,但年龄≥60 岁的患者对化疗耐受较差。

(4)造血干细胞移植

异基因造血干细胞移植(Allo - HSCT)可能治愈 MDS,但随年龄增加移植相关并发症也有所增加。适应证如下：①FAB 分类中的 RAEB、RAEB－t、CMML 及 MDS 转化的 AML 患者生存期短，是 Allo－HSCT 的适应证。②IPSS 系统中的中危－2 及高危 MDS 是进行 Allo－HSCT 的适应证。IPSS 高危染色体核型的患者预后差，宜进行 Allo－HSCT。③严重输血依赖，且有明确克隆证据的低危组患者，应该在器官功能受损前进行 Allo－HSCT。④MDS 患者有强烈移植意愿。

 ## 125. 幼年型慢性粒单核细胞白血病是什么

幼年型慢性粒单核细胞白血病（juvenile myelomonocytic leukemia，JMML）是一种罕见的克隆性造血干细胞增生异常性疾病，多发生在幼年期。1953 年 Cooke 首先以幼年型慢性粒细胞白血病（JCML）的名称报道此病。JCML 是兼有骨髓增生异常综合征（MDS）和骨髓增殖性疾病（MPD）特征的疾病，在不同的报道中此病分别被称为 JCML、婴幼儿单体 7 综合征或慢性粒单核细胞白血病（CMML）等。1994 年国际儿童粒单核细胞白血病工作组建议将此病统一命名为 JMML，更准确的描述了这种恶性髓系疾病，与 Ph 染色体阳性的慢性粒细胞白血病（CML）区分开来，已被广泛接受。

JMML 起源于多能造血干细胞，故可造成红系增生障碍，血小板数与量异常以及淋巴细胞功能异常。与成人型不同，其异常增生主要在粒单系统外。干细胞培养主要形成 CFU－GM，染色体检查多为正常，个别可见 －7、＋8（8 三体）或 21（21 三体），个别有 t(1；13)、t(7；11)、t(7；20)、13（13 三体）。JMML 与多发性神经纤维瘤 Ⅰ 型（NF1）关系密切。

JMML 的病因不明。20% 以上的患者有 7 号染色体异常如单体 7，其他的染色体异常包括 t(1；13)、t(7；12)、t(7；20)、13、21、8 等，染色体异常与 JMML 发病机制的相关性尚不清楚。

126.幼年型慢性粒单核细胞白血病如何诊断

目前的诊断是根据 1997 年国际 JMML 协作组制定标准,此标准目前得到广泛认可。

(1)临床特征:①肝脾大。②淋巴结肿大。③苍白。④发热。⑤皮肤损害。

(2)最低实验室标准(满足全部 3 个条件)

① Ph - 或 bcr/abl - 。

② 外周血单核细胞计数 $>1 \times 10^9/L$。

③ 骨髓原始细胞 $<20\%$ 。

(3)为明确诊断要求的标准。

① HbF 随年龄增加。

② 外周血涂片可见髓系幼稚细胞。

③ 白细胞 $>10 \times 10^9/L$。

④ 克隆性异常(包括单体 7)。

⑤ 体外培养髓系细胞对 GM - CSF 高度敏感。

鉴别诊断

(1)婴幼儿期类白血病反应:可有肝脾大、血小板减少,末梢血象中偶见中晚幼粒及有核红细胞,但往往存在慢性感染灶,无单核细胞增高及 HbF 明显升高。

(2)巨细胞病毒及 EB 病毒感染:可有发热、肝脾淋巴结肿大、白细胞增多血小板减少,但骨髓常呈增生低下,巨核细胞不减少,无明显单核细胞增高及 HbF 明显升高,病毒学检查阳性。

(3)郎格罕组织细胞增生症:可表现为白细胞增多、单核细胞增多、肝脾大、皮肤损害与 JMML 特征性的鉴别是绝大多数患儿有骨骼的损伤并在骨髓、脾、皮肤等组织中发现 S - 100 + 的郎格罕细胞。

127. 幼年型慢性粒单核细胞白血病如何治疗

一般药物治疗疗效差,干细胞移植是唯一根治的方法。

强化疗(似 AML)方案巯嘌呤(6 - MP) + 泼尼松,巯嘌呤(6 - MP) + 皮下注射阿糖胞苷等方案治疗 JMML 均未获得缓解(CR),生存期平均 8 个月,强化疗组与非化疗组生存相似。维 A 酸疗效不肯定,干扰素(IFN - α)难以确定疗效。

骨髓移植(BMT)是唯一明确能改善 JMML 预后的治疗方法。接受 HLA 匹配的家族供者骨髓,患儿预计生存期明显好于接受无关供者或不匹配供者骨髓移植患儿。Niemeyer 等报道 110 例 JMML,38 例行异基因骨髓移植,中位生存期 8.5 个月(0.3 ~ 112 个月),10 年生存期可能是 39%;非移植组 72 例,10 年生存期可能是 6%,BMT 组明显优于非 BMT 组。

预后:JMML 预后差,多数生存期短于 2 年,但其病程存在异质性,约 1/3 的患儿不管是否治疗,均表现为进展迅速、脏器肿大、恶病质、骨髓衰竭而在数月内死亡;1/3 的患儿不经治疗可获得临床部分改善,甚至细胞计数完全正常,生存期达 2 年或以上,文献中报道最长达 9 年,提示预后好的因素有:①年龄 < 2 岁者生存期长,特别是 < 1 岁者生存期明显延长。②HbF > 10%。③Plt > 40 × 10^9/L。④缺乏克隆性遗传学异常者而外周血原始细胞和幼红细胞多者预后差。

128. 什么是淋巴瘤

恶性淋巴瘤是指原发于淋巴结或淋巴组织的恶性肿瘤性疾病。儿童淋巴瘤主要有霍奇金病(HD)和非霍奇金淋巴瘤(NHL),NHL 发病率远高于 HD。霍奇金病(HD)是淋巴网状组织恶性肿瘤,常发生于一组淋巴结和(或)结外器官或组织。肿瘤组织的成分复杂,包括肿瘤性与反应性 2 种,往往呈肉芽肿样改变,具有特征性里 - 施(Reed - Sterberg,R - S)细胞。临床经过呈多样性,不治疗病变将继续发展,导致死亡,现代通过化疗或骨髓移植治疗有可能基本治愈本病。非霍奇金淋巴瘤(NHL)是一组由不同的淋巴网状细胞起源的,包括所有分类上不属于霍奇金病的恶性淋巴瘤组成的恶性肿瘤。儿童 NHL 与成人多有不同,而与儿童白血病相近。95% 以上的儿童 NHL 的组织学是弥散型,几乎都是高度恶性,其病情进展迅速、早期就有播散至骨髓和 CNS 倾向。此外,儿童 NHL 发生结外病变亦较成人多见。在治疗上必须用强烈的化疗,否则很难获得治愈。

 ## 129. 儿童淋巴瘤的病因及流行病学

儿童 NHL 和 HD 在儿童恶性肿瘤中位于第 3 位,仅次于白血病和脑肿瘤。在 <15 岁的儿童中约占所有肿瘤的 10% ,在 <20 岁的儿童中占 15% 。NHL 比 HD 发病率高 1~1.5 倍。男女比例为3:1,与儿童 T - ALL 比例相近。在非洲儿童有明显地方性流行发病的情况,在中国未发现地方性流行发病。

根据美国癌症协会统计:

—癌症已经成为 14 岁以下儿童死亡的第 2 大原因。

—男孩发生非霍金氏淋巴瘤(NHL)的可能性比女孩高 3 倍。

—白人儿童非霍金氏淋巴瘤的发生率比美国黑人儿童高 2 倍。

—非霍金氏淋巴瘤在婴儿到青春期间的发病高峰期是 7~11 岁。

—5 岁以下的儿童很少发生非霍金氏淋巴瘤。

根据淋巴瘤信息网络统计:

—儿童淋巴瘤患者中 40%~50% 为 NHL。

—55 400 例非霍奇金淋巴瘤患者中约有 5% 即 2 770 例为儿童。

—7 100 例霍奇金病(HD)患者中有 10%~15% 即 710~1065 例

为儿童。

——全部霍奇金病患者中有 10%～15% 的是 <16 岁的儿童。

大多数儿童的 NHL 和 HD 发病机制不明。许多研究提示 EB 病毒感染及自身免疫性疾病致免疫异常可能是发病因素；另外还有基因的易感性，如有家族性发病。可能的致病因素包括：

（1）物理因素（辐射）：淋巴瘤的发病率不仅与吸收辐射的剂量有关，还与受辐射时的年龄有关，25 岁以下受辐射的人群，淋巴瘤的发病率比其他人群高。医用辐射对人类肿瘤的发病影响越来越受到重视，尤其是大剂量辐射对人类淋巴瘤的发生有促进作用。

（2）化学病因：化学致癌物的种类中的烷化剂、多环芳烃类化合物、芳香胺类化合物与恶性淋巴瘤的发病有一定的联系。化学药物引起恶性淋巴瘤的发生也不很少见，如环磷酰胺、甲基苄肼、左旋苯丙氨酸氮芥引起恶性淋巴瘤均有报道。在农业生产中，随着农药及化肥的应用，在农村人口中恶性淋巴瘤的发病率和死亡率不断地增加。

（3）免疫因素：恶性淋巴瘤是免疫系统恶性肿瘤，免疫缺陷是恶性淋巴瘤的重要原因之一。正常情况下，人体的免疫系统具有免疫监视功能，对体内发生突变或癌变的细胞能起到清除的作用。免疫缺陷患者容易发生机会感染，特别是病毒感染。

（4）遗传因素：遗传因素与恶性淋巴瘤的病因相关有许多方面的报道，有时可见明显的家族聚集性，如兄弟姐妹可先后或同时患恶性淋巴瘤。

（5）病毒因素：病毒是肿瘤病因学研究的一个重要方向。就目前研究的状况来看，与恶性淋巴瘤关系比较密切的病毒有 EB 病毒、人类嗜 T 淋巴细胞病毒、人类嗜 B 淋巴细胞病毒。

130.儿童霍奇金淋巴瘤的临床表现和治疗原则

本病以学龄及学龄前多发,男性多于女性,男女比例达3:1。主要有以下临床表现:

(1)淋巴结肿大:无痛性淋巴结肿大是本病的主要特征,肿大的淋巴结触摸起来有"橡皮样感"。多数儿童以无症状的颈部淋巴结肿大起病,占60%~90%,有时以脾门和纵隔淋巴结肿大起病。

(2)全身症状:常见的全身症状有发热、盗汗、食欲减退、体重下降(半年内超过10%)、皮肤瘙痒等。

(3)压迫症状:由于淋巴结及淋巴组织遍布全身,肿大的淋巴结压迫周围组织器官时,可出现各种不同的压迫症状,如:颈部肿大淋巴结压迫气管而发生呼吸困难;压迫交感神经出现 Horner 综合征;压迫喉返神经出现声音嘶哑和失语;压迫上腔静脉可出现上腔静脉综合征。腹膜后淋巴结肿大压迫输尿管,可出现肾盂积水。

(4)淋巴结以外器官浸润引起的症状:晚期患者,侵犯到淋巴以外的组织器官引起相应组织器官的病变和功能异常。如:肺内浸润,X线可见肺部结节,侵犯到胸膜可出现胸腔积液。肝脏浸润可出现肝功能异常、黄疸。损害肾脏时,由于肿瘤与宿主间的免疫反应而出现肾病综合征的相关症状。

霍奇金病很少侵犯淋巴结外组织和器官,其播散方式主要是蔓延到邻近淋巴结区。因此,应尽可能早期诊断、早期治疗。儿童 HD 的正确治疗依赖于儿童的年龄、疾病分期和肿瘤负荷。

HD 的治疗方法有:

(1)放射治疗:根据患儿年龄、体重、病变范围确定放射剂量,一般用20~40Gy,4~8周内完成。如果患儿具有良好分期的 LPHD,局限于高颈部或腹股沟区域,单独放疗有很高的治愈率。具有症状的大肿块,紧急放疗有助于症状缓解及缩小肿块。目前儿童 HD 单独放疗不作为首选治疗方案,一般都要和化疗联合。

(2)化学治疗:联合化疗对 HD 很有效,对于晚期患者为首选治疗方案。联合 – 程序用药方案已经是大多数儿童的治疗选择,无病存活率在41%~95%之间,在疾病早期阶段和接受辅助化疗的晚期患者,存活率超过90%。因此,联合 – 程序用药治疗方案被认为是大多数儿童 HD 的标准治疗方案。

(3)造血干细胞移植:一般用于复发和耐药病例的治疗。由于 I ~ ⅢB/Ⅳ的患儿复发后预后很差,建议使用更强烈的治疗,如大剂量化疗后行自体造血干细胞移植进行挽救治疗。大约30%~60%的患儿接受移植后可以获得长期缓解甚至"可能"治愈。

(4)免疫治疗:霍奇金病患者免疫功能特别是细胞免疫功能异常,应用免疫治疗可改善免疫功能,减少复发。

✚ 131. 儿童非霍奇金淋巴瘤的临床表现及治疗原则有哪些

儿童非霍奇金淋巴瘤的临床表现包括原发部位及受累器官的相关表现:

(1)原发部位:儿童 NHL 实际上可以起源于任何部位的淋巴组织。大部分肿瘤发生在淋巴结外区域。初始症状包括咳嗽、咽痛、腹痛、呕吐和非特异性淋巴结肿大,与其他常见的儿童疾病不易区别。但原发部位以腹部或纵隔较多见。因此,腹痛、腹胀、恶心、呕吐、腹部包块等和纵隔肿块、上腔静脉压迫综合征比较多见。约1/3 病例是以无痛性外周淋巴结肿大起病,特别是颈、腋下、腹股沟淋巴结区较易先受累。

(2)播散规律:与 HD 主要侵犯邻近淋巴结区不同,NHL 常有"跳跃"现象,较易侵犯远处淋巴结或器官。

（3）受累器官及其临床症状：无痛性快速肿大的淋巴结病是儿童NHL 常见的症状。有 10%～15% 的儿童 Waldeyer 环组织受累，引起鼻塞、扁桃体肿大、耳痛或失听。颈部淋巴结肿大也可以是 Waldeyer 环淋巴瘤的起初表现。大的颈淋巴结也可能与鼻咽部、扁桃体或Waldeyer 环的其他组织原发性肿瘤有关。前纵隔肿块，伴或不伴有胸腔积液。原发于腹部的 NHL 患者有伸向腹膜后、大且快速增大的肿块，经常有癌性腹水。原发于中枢神经系统的淋巴瘤不常见，但常见于先天性或获得性免疫缺陷综合征的儿童和接受免疫抑制治疗的儿童。位于骨的淋巴瘤可以表现为骨痛。

（4）伯基特淋巴瘤：是儿童的一种未分化型淋巴瘤。主要见于非洲、新几内亚、美洲、亚洲，我国亦有报道。其临床表现与一般淋巴瘤不同，主要累及上、下颌骨和腹腔器官（组织），少数可累及卵巢、乳房、脑膜、脑、脊髓、颅神经、睾丸、涎腺、脑垂体、腮腺、甲状腺、心、肺和其他骨骼。本病进展快，可很快死亡，但治疗反应较好，化疗后可长期缓解，个别可治愈。

儿童 NHL 的一般治疗原则：

（1）化疗：儿童 NHL 在疾病早期即有全身播散的倾向，故所有类型及各期患儿的主要治疗手段是化疗。另外，儿童 NHL 处于增殖期的肿瘤细胞比例高，对化疗药物敏感，应根据不同药物的协同作用采取联合化疗方案。由于病理类型多为高度恶性，化疗应采用强烈方案。由于儿童 NHL 恶性程度高，病程进展迅速，早期即可播散至骨髓和中枢神经系统，因此，对其诊断和治疗应在最短时间内完成。

（2）依据病理分型或免疫分型选择治疗方案：病理分型是制订治疗方案的基础。

（3）鞘内注射药物：是治疗方案必不可缺少的重要组成部分。

（4）晚期及复发 NHL 的治疗：通常在现代强化治疗后再复发的患

者,若应用常规化疗,则生存机会极少,此时需用新的化疗方案即强化疗＋造血干细胞移植。

 132. 什么是中枢神经系统白血病 其临床表现和实验室检查有哪些

近年来,随着化学治疗的发展,急性白血病的缓解率及长期存活率大大提高,但仍有部分患儿复发,其中重要的原因就是合并中枢神经系统白血病(CNSL)。

白血病是全身性疾病,全身各个脏器均可受到浸润,中枢神经系统也不例外。由于部分化疗药不能透过血脑屏障,使中枢神经系统内的药物浓度达不到治疗水平,故在全身化疗过程中,中枢神经系统内的白血病细胞不能被杀灭而继续增殖,使得中枢神经系统成为急性白血病细胞的第一庇护所。若不采取有效地治疗措施,这些白血病细胞将成为复发的根源。

(1)临床表现

CNSL 可发生于急性白血病的任何时期,常发生于完全缓解期的患儿,最常见的表现是颅内压升高的症状与体征。无定位体征者,表现为头痛、呕吐、颈项强直,视盘水肿及假性脑膜炎。CNSL 呈结节性浸润时或合并出血、血肿时可出现如抽搐、昏迷等表现。颅神经受侵犯最常见于面神经及展神经和视神经,表现为视物模糊、斜视或复视等。脊髓白血病表现为神经根及周围神经受累,躯干及四肢放射性疼痛、下肢无力、排尿困难等。此外,有些患儿还可出现下丘脑功能不良、多食、体重增加及睡眠。也有部分患儿无临床症状,仅靠腰穿诊断CNSL。

(2)实验室检查

其实验室检查除具有急性白血病的一般实验室检查异常外,主要是患儿脑脊液中有异常改变,如绝大多数患儿脑脊液压力升高,脑脊液中白细胞数增多并可发现白血病细胞,同时尚有蛋白含量增高、糖含量降低等。此外,脑电图、头颅平片及头颅 CT 也有助于诊断 CNSL,脑电图异常是脑实质受损的证据。

133. 中性粒细胞缺乏会怎样　哪些情况会造成中性粒细胞缺乏

外周血中性粒细胞绝对值在成人低于 2×10^9/L,儿童 ≥10 岁低于 1.8×10^9/L 或 <10 岁低于 1.5×10^9/L 时,称为中性粒细胞减少症;当中性粒细胞严重减少,低于 0.5×10^9/L 者称为粒细胞缺乏症。

白细胞减少症的患儿,多数有头昏、疲乏、双下肢沉重、失眠和多梦等症状,有的易感染,如感冒、肺炎和气管炎等;少数则无症状,也无感染,仅在检验时发现。粒细胞减少症和缺乏症,尤其是急性,起病急骤,病情凶险,伴有畏寒、高热、头痛、多汗,常有咽峡炎、扁桃体脓肿和肛周溃疡等,患儿可并发严重的感染并迅速蔓延,如不及时处理,很快死亡。

原因:

继发性中性粒细胞减少症中药物是最常见的病因之一。药物诱发中性粒细胞减少症的发病率随着年龄而增加。在儿童和青少年中仅占 10%,成人 >50%。如氨基比林、青霉素、吩噻嗪、氯霉素、苯妥英钠、苯巴比妥等。

粒细胞减少或缺乏的病因还包括:电离辐射,如放疗;化学毒物,如苯;免疫有关的疾病:自身免疫性粒细胞减少、新生儿同种免疫性粒细胞减少症是因胎儿的白细胞进入母亲血液中,刺激母体产生抗婴儿白细胞抗体而引起;恶性组织细胞病时大量白细胞被吞噬、脾功能亢进时大量粒细胞被脾脏滞留；某些病毒、细菌感染及严重的败血症可使粒细胞减少或缺乏；血液透析时可致暂时性粒细胞减少；转移性或假性粒细胞减少，见于异体蛋白反应及内毒素血症。

由于髓系细胞或其前体细胞内在性缺陷所致的中性粒细胞减少症并不常见。周期性中性粒细胞减少症是一种罕见的先天性粒系造血异常，以常染色体显性方式遗传，其特点为外周血中性粒细胞数呈周期性起伏不规则的变化，平均周期为 21 ± 3 天。

重型先天性中性粒细胞减少症（Kostmann 综合征）罕见，在美国散在性发生。特点为骨髓粒系成熟停滞在早幼粒细胞阶段，导致中性粒细胞绝对数减少（ <200/μl ）。

慢性特发性中性粒细胞减少症为一组不常见的，不明原因累及髓系定向干细胞的疾病，而其红系和巨核系前体细胞正常，脾不大，中性粒细胞绝对值<500/μl 的患者对感染的易感性程度与其外周中性粒细胞数多少大致成比例。

肿瘤继发：白血病、骨髓瘤、淋巴瘤或实体瘤等。

慢性中性粒细胞减少症常伴发 HIV 感染，这是由于中性粒细胞生成受损以及抗体加速破坏中性粒细胞所致。

 ## 134. 中性粒细胞缺乏症的治疗措施有哪些

对于白细胞减少和粒细胞缺乏的患者，首先必须寻找致病的原因，继发性的应治疗原发病。若为药物（如抗癌药、氯霉素、磺胺药和解热镇痛药等）、化学物质（如苯、二甲苯和有机溶剂等）、放射线（X线、放射性同位素等）所引起者，必须停止应用和接触；若为感染（伤寒、败血症、肝炎等）和其他疾病（如再生障碍性贫血、急性白血病、系统性红斑狼疮等）所致者，必须进行针对性治疗。

（1）病因不明的原发性治疗：基因重组人粒系生长因子 GM – CSF

和 G－CSF 可诱导造血干细胞进入增殖周期,促进粒细胞增生、分化成熟、由骨髓释放至外周血液,并能增强粒细胞的趋化、吞噬和杀菌活性。G－CSF 对周期性粒细胞减少和严重的先天性粒细胞缺乏儿童效果较好,它能加速化疗引起白细胞减少的恢复,亦可用于预防强烈化疗引起的白细胞减少和发热。根据病情选用 $50\mu g/m^2$ 皮下注射,每日一次,或 $100\sim300\mu g$/天皮下或静脉内滴注。待白细胞回升后酌情减量或停药。G－CSF 的副作用有发热、寒战、骨关节痛等。

(2)感染的治疗:如中性粒细胞缺乏症合并感染要及时应用有效的抗生素。发热时即应做血、尿和其他有关的培养,并立即给予广谱抗生素治疗。待证实病原体后再改用针对性的制剂。如未能证实病原体则广谱抗生素的经验性治疗必须给足疗程,并应注意防治二重感染,如真菌、厌氧菌等。对急性粒细胞缺乏症者必须给予严格的消毒隔离保护,最宜于置入空气净化的无菌室内,加强皮肤、口腔护理,以防交叉感染。粒细胞缺乏症者抗感染治疗常为抢救成功与否的关键。

其他输注浓集的粒细胞悬液曾试用于伴发严重感染者,但因受者体内迅速产生粒细胞抗体而难以奏效,另输注反应大、易传播病原微生物等原因现已少用。骨髓衰竭为粒细胞缺乏的原发病因,并排除了免疫介导所致的症状严重者可考虑异基因造血干细胞移植治疗。

 ## 135. 什么是传染性单核细胞增多症

传染性单核细胞增多症是由 EB 病毒引起的急性单核－巨噬细胞系统增生性疾病,病程常具有自限性。临床以不规则发热,持续时间长,最长达 1 个月左右,咽峡炎(咽痛、咽部明显红肿、扁桃体肿大伴表面黄白色分泌物),肝、脾及淋巴结肿大为特征。实验室检查外周白细胞总数不同程度升高,以大量异常淋巴细胞增多为主。血清嗜异凝集试验及 EB 病毒抗体可呈阳性。因其实验室检查有异常淋巴细胞及发热症状易与白血病混淆,但经验丰富的医生可以通过看血涂片将 2 种淋巴细胞区别开来。

136. 传染性单核细胞增多症患儿的临床表现有哪些

本病的发病可急可缓,症状轻重与年龄有关,年龄越小症状越不典型。潜伏期约 2 ~ 4 周,一般为 10 天左右,感染 EB 病毒的淋巴细胞在淋巴结及脾脏中显著增生,表现为发热、咽峡炎、淋巴结和脾脏肿大,严重者可引起深部淋巴结肿大,脾脏迅速增大者偶可引起脾破裂。同时还可累及非淋巴组织如肝脏、心脏、肾脏等脏器,引起相应的临床表现。本病的症状虽呈多样化,但大多数患儿出现典型的临床表现:发热、咽峡炎和淋巴结肿大三联征。根据临床表现主要分为发热型、咽峡炎型及淋巴结肿大型,但因各型临床表现常重叠出现,很难严格划分。症状一般在感染后 7 天达高峰,1 ~ 3 周后逐渐消失。

137. 传染性单核细胞增多症患儿如何治疗及护理

目前本病尚缺乏特异性治疗,无并发症的患者一般采用支持疗法,患者大多能自愈。

(1)一般治疗:急性期卧床休息 2 ~ 3 周,饮食清淡,以高热量、高蛋白、高维生素流质饮食为主,多饮水。为减少脾破裂的危险,应避免重体力劳动。

(2)对症治疗:退热,抗惊厥,镇静,保肝治疗。并发细菌感染时,可加用抗生素治疗,忌用氨苄西林,以免出现多形性皮疹。对于严重的上呼吸道阻塞患者,为预防窒息应及时住院并建立人工气道。

(3)抗病毒治疗:可选用阿昔洛韦,疗程5～7天。重症患者可用α干扰素治疗。

(4)肾上腺皮质激素:出现咽部、喉头严重水肿、神经系统并发症、溶血性贫血、血小板减少性紫癜、心肌炎、心包炎等并发症的患者,应用激素治疗,可改善症状,消除炎症。在经济允许的条件下还可应用丙种球蛋白治疗。

(5)中医中药治疗:中医可采用清热解毒、凉血活血的方剂治疗。

第六章

造血干细胞移植

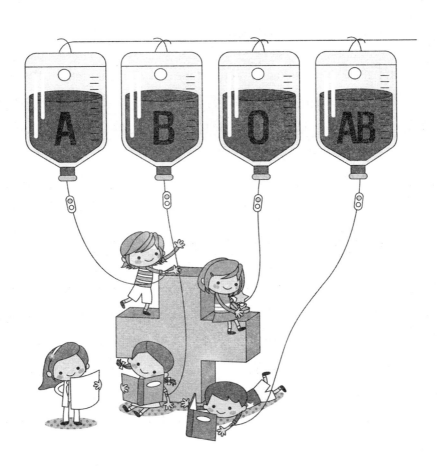

138. 什么是造血干细胞

造血干细胞(hematopoietic stem cell)是血细胞的"种子",同时也是造血系统细胞的祖先,它具有向各种髓细胞和淋巴细胞分化的潜能,又具有自我更新能力,并能分化为各种血细胞前体细胞,最终生成各种血细胞成分,包括红细胞、白细胞和血小板,它们也可以分化成各种其他细胞。造血干细胞生长和破坏是保持平衡的,不会因为献血或捐献造血干细胞而破坏造血功能。

139. 什么是造血干细胞移植

造血干细胞移植(hematopoietic stem cell transplantation,HSCT)是经大剂量放化疗或其他免疫抑制剂预处理,清除患儿体内的肿瘤细胞、异常克隆细胞,然后把自体或异体造血干细胞(hematopoietic stem cell,HSC)输注给患儿,使患儿重建正常造血和免疫功能,从而达到治愈目的的一种治疗手段。目前这种方法广泛应用于恶性血液病、非恶性难治性血液病、遗传性疾病和某些实体瘤治疗,并获得较好的疗效。

140. 造血干细胞移植移植的种类有哪些

(1)根据 HSC 来源分类:骨髓移植(bone marrow transplantation，BMT)、外周血干细胞移植(peripheral blood stem cell transplantation，PBSCT)、脐带血移植(umbilical cord blood transplantation，UCBT)。

(2)根据免疫学分类:自体(autologous Auto－)HSCT、同基因(syngeneic Syn－)HSCT、异基因(allogeneic Allo－)HSCT。

(3)根据血缘关系分类:亲缘性(related)HSCT、非亲缘性(unrelated)HSCT。

(4)根据供者与受者 HLA 配型相合程度分类:HLA 全相合移植、

不全相合移植、单倍体相合移植。

（5）根据移植前的预处理方案强度分类：清髓性造血干细胞移植和非清髓性造血干细胞移植（减低预处理剂量的造血干细胞移植）。

 ## 141. 造血干细胞移植能治疗哪些疾病

造血干细胞移植可以治疗的疾病包括：

（1）造血系统恶性疾病：各型急性白血病、慢性白血病、霍奇金淋巴瘤、非霍奇金淋巴瘤、骨髓增生异常综合征、多发性骨髓瘤。

（2）造血系统非恶性疾病：再生障碍性贫血、阵发性睡眠性血红蛋白尿、地中海贫血、Fanconi 贫血、镰状细胞贫血、骨髓纤维化、无巨核细胞性血小板减少症。

（3）实体瘤：乳腺癌、卵巢癌、睾丸癌、小细胞肺癌、神经母细胞瘤、髓母细胞瘤、肾母细胞瘤、横纹肌肉瘤、骨肉瘤。

（4）免疫系统疾病：严重自身免疫性疾病、重症联合免疫缺陷病。

 ## 142. 儿童造血干细胞移植的现状及前景如何

随着抗感染及支持治疗的进步，死亡率不断下降，造血干细胞移植已成为一种较安全的治疗方法。异基因造血干细胞移植的主要来源是骨髓，其次是动员后的外周血，脐带血为少数。但近年来经粒细胞集落刺激因子动员后外周血造血干细胞移植有上升趋势，脐带血干细胞移植是近年来应用于临床的一种新的造血干细胞移植方法，目前脐带血干细胞移植主要应用于体重 <40kg 的儿童患者。

目前，全世界每年完成成千上万例造血干细胞移植病例。移植适应证也已涵盖许多疾病。免疫抑制剂及其给药方案的研发使供受体之间免疫反应的严重程度得到控制。移植成功率取决于疾病诊断、病期以及移植的类型等因素。随着患儿选择标准的更趋合理化，组织配型技术的改进,可用的高效抗生素、免疫抑制剂和造血生长因子等产品的研发及应用,支持治疗的进步以及移植物抗宿主病预防方案的改进,所有这些均成就了造血干细胞移植水平的持续稳步提升,应用前景更加广泛。

造血干细胞移植另一个发展的新方向是基因治疗,先天性单基因缺陷病、艾滋病、自身免疫病和恶性肿瘤等都可以用造血干细胞作为载体细胞进行基因治疗。造血干细胞移植的适应证将会大大扩展,肿瘤的治疗也会出现一个新纪元。

 ## 143. 什么是外周血造血干细胞移植 有哪些特点

外周血造血干细胞移植(peripheral blood stem cell transplantion;PBSCT)是应用来源于外周血液中的造血干祖细胞使接受超大剂量化/放疗的患儿重建造血和免疫功能的一种干细胞移植,除了干细胞来源不同,其基本原理和程序与骨髓移植(bone marrow transplantion;BMT)完全相同。

其主要特点为:

(1)采集安全简便:采集周血干细胞可以避免采集骨髓干细胞时的麻醉及由麻醉引起的意外,也可以避免骨髓穿刺的意外。

(2)造血及免疫功能恢复快:不管是自体还是异体 PBSCT,移植后的植活时间大都在 2 周左右,比 BMT 至少提早 1 周。由于造血及免疫功能恢复较快,移植后的感染等并发症及相关死亡率也明显降低。

(3)受肿瘤细胞污染及浸润的机会较少:多发性骨髓瘤、恶性淋巴瘤及一些实体瘤动员后采集的 PBSCT 产物表明,PBSCT 不能完全避免肿瘤细胞的污染,但其检出率及水平低于骨髓。

(4)潜在抗残留病优势:PBSCT 后免疫重建功能较早,可能有利于移植后的抗残留病作用。对于异基因移植而言,回输大量的异体 T 细胞和 NK 细胞在理论上可能增强移植后的移植物抗肿瘤细胞效应,有利于清除残留病,减少复发。

 144. 异基因造血干细胞移植与自体造血干细胞移植有什么不同

异基因造血干细胞移植的干细胞来源于正常供者,有可能是患儿的兄弟姐妹、父母,甚至是无亲缘关系的供者,复发率较低,适应证比较广泛,同时也是治愈某些疾患的唯一方法,不需要冷冻和净化技术,但是其供者来源有限,易发生移植物抗宿主病(GVHD),移植并发症多,需要长期使用免疫抑制剂,长期存活者生活质量可能较差。

自体造血干细胞移植干细胞来源于患儿本人,不受供者限制,不受年龄限制,移植并发症少,无 GVHD 发生,移植后生活质量好,但容易复发,需要大量采集患儿骨髓或周血,患儿比较痛苦,骨髓或周血需要冷冻保存,可能需要净化处理,回输时患儿容易出现不良反应,缺乏移植物抗肿瘤(GVL)作用。

 145. 骨髓移植与造血干细胞移植的关系

一般来说,我们人身体有 3 个部位生产和储存造血干细胞,第一个部位是骨髓,骨髓贮存着人体大部分的造血干细胞,这部分造血干细胞,我们叫它骨髓造血干细胞。还有一部分是外周血(就是骨髓之外的周围静脉血),也就是在说血管里面还有少量的造血干细胞,我们叫它外周血造血干细胞。第三就是在新生儿脐带血里有大量、丰富的造血干细胞,我们叫它脐血干细胞。所以说,造血干细胞移植包括的范围更大,除骨髓移植外,造血干细胞移植还包括外周血造血干细胞移植和脐血造血干细胞移植。

146. 造血干细胞移植的时机

造血干细胞移植临床疗效可以肯定,但进行造血干细胞移植前必须经过大剂量放化疗预处理,以清除受者体内的肿瘤细胞、异常克隆细胞。预处理不仅摧毁受者的造血免疫功能,同时对心肝肾等重要器官也产生较大的毒副作用。因此,决定进行造血干细胞移植前必须综合分析患儿的一般情况、病种、对常规化疗的反应等,才能做出正确的治疗方案,否则不仅不能达到治疗目的,还会增加移植相关死亡率。

常规化疗效果良好的儿童急性淋巴细胞白血病、急性早幼粒细胞白血病等,可以在复发后再考虑移植;急性髓系白血病等恶性肿瘤患儿最好在疾病早期进行移植,这样可以减少肿瘤细胞产生耐药性,还可以减轻长期化疗导致的脏器损伤;慢性粒细胞白血病(CML)不可能用放疗或化疗根治,愈早接受 allo – HSCT 其效果愈好,CML 第一次慢性期 allo – HSCT 后长期存活率可达 80%,急变期患者 allo – HSCT 后复发率在 80% 以上;重型再生障碍性贫血患儿如找到相合供者,移植应为首选治疗方案,应在出现严重感染、出血、和大量输血之前尽早行 allo – HSCT;重型遗传性血液病等需要造血干细胞移植作为唯一治愈手段的疾病,应尽早期移植。骨髓增生异常综合征是一组目前尚无满意治疗方法的恶性疾患,allo – HSCT 仍然是 MDS 的唯一治愈措施。由于 MDS 预后差,诱导化疗完全缓解率低,多数移植中心倾向于不经诱导化疗直接进行 allo – HSCT。

147. 造血干细胞移植有哪些基本过程

造血干细胞移植的过程较为复杂,但基本过程主要有以下几个步骤:

(1)受者、供者的选择:受者需有合适的身体状况和经济状况,进行异体移植时需与人类组织相关性抗原(HLA)相匹配。

（2）造血干细胞的采集与保存：若为异体移植须为患者找出组织相容性抗原（HLA）配型一致的供者进行干细胞采集；若为自体移植须在患者预处理前采集自身缓解期的干细胞并进行适当的体外保存。

（3）移植前的预处理：患者移植前经各项检查后在全环境保护下行预处理［大剂量化疗和（或）放疗］，目的是为清除体内恶性细胞或骨髓中的异常细胞群，同时为正常的干细胞的植入准备环境。

（4）造血干细胞的回输：由静脉输注供者的（异体的或自体的）造血干细胞悬液。

（5）移植后并发症的防治：造血干细胞移植后须进行移植物抗宿主病（异体）、感染、出血、间质性肺炎等并发症的预防和治疗，以及支持治疗。

 ## 148. 影响儿童造血干细胞移植疗效的因素有哪些

很多因素都会影响造血干细胞移植疗效，主要有以下几种：

（1）患儿的病情和移植时机：HSCT 后失败主要原因是病情复发，主要是由于肿瘤细胞对放化疗不敏感或耐受所致。急性白血病第一次完全缓解期（CR1）进行移植疗效最好，复发率约为 20% 左右，而在第二次完全缓解期（CR2）或复发期移植复发率达 50% 以上。Allo - HSCT 是治愈慢性粒细胞白血病唯一的方法。在慢性期移植疗效最好，急变期最差。

（2）移植物质量和数量：HSCT 后的造血功能恢复或重建速度与输入的移植物的质和量有密切关系。对于 Auto - BMT，骨髓采集时机、疾病缓解程度、骨髓冷冻储存技术以及骨髓净化效果均影响患儿长期生存。PBSCT 的 PBSC 动员方法和效果、采集时机及 HSC 数量均与移植的成败有关。

（3）预处理方案：移植后疾病的复发与预处理方案有关，根据不同疾患,如何选择最佳的预处理方案,降低预处理毒性反应,是影响移植成败的关键之一。经典的方案是环磷酰胺60mg/kg体重服3日加上8~12Gy的一次或分次的全身照射。这种方案对患者损伤较大,多用于原来身体较好、年龄较轻、病程较短、主要脏器功能良好的患者。为了使儿童和年纪稍大、体质较弱的患者也可以接受造血干细胞移植,于是有了对上述经典方案的改良方案,称之为非清髓性骨髓移植预处理方法,通常是减少使用细胞毒药物的数量和剂量,不加或减少全身照射剂量,这对于患者来说相对比较安全。

(4)HLA匹配程度:异基因移植的主要并发症是移植物排斥和移植物抗宿主病(graft versus host disease GVHD),与HLA匹配程度密切相关。受者和供者应有相匹配的人类白细胞抗原(HLA)系统。HLA存在于人类第六对染色体上,医生称其为HLA – A、B、C和DR位点,在移植能否成功上,HLA – DR位点关系尤大,必须相合,这样成功机会大,风险比较小。

(5)全环境无菌防护和并发症处理:接受造血干细胞移植的患儿一般之前会接受大剂量放化疗等预处理,患儿的抵挡力极差,移植后容易出现GVHD、肝静脉闭塞、出血性膀胱炎等并发症,如不及时进行预防及处理,很可能会出现感染、出血等严重并发症而导致移植失败,甚至患儿死亡。全环境防护是指包括患儿生活的空间环境和人体环境方面的全方位保护。患儿须入住百级层流病房,所有用物,包括医疗及生活用品均应做消毒灭菌处理。患儿必须食用高压无菌饮食,每天进行皮肤清洁消毒和眼、耳、鼻、口腔、脐、会阴等部位的消毒。

 ## 149.儿童造血干细胞移植的供者来源与选择

造血干细胞供者的人类白细胞抗原(HLA)等位基因是人体调控

特异性免疫应答反应和决定病原体或疾病易感性个体差异的主要基因系统,无论哪一种异体移植,都需要进行人白细胞抗原检测,HLA－A、HLA－B、HLA－DR位点相合最为重要。造血干细胞移植供者的来源主要有同卵孪生兄弟或姐妹,HLA相合同胞兄妹,部分相合及半相合的亲属,HLA相合无关供者。

　　HLA配型完全相合的同胞供者是供者来源之首选,然而仅有大约25%的患儿能找到HLA相合同胞供者。在我国,随着独生子女家庭的普及,HLA相合同胞供者将逐年减少;其次是在近亲中寻找HLA相同者;最后从无血缘关系志愿者中寻找,此种供者称为无关供者。HLA半相合的直系亲属做供者,称半相合或单倍体供者。

　　造血干细胞移植找到HLA六位点完全相合供者的几率随骨髓库、民族及受者HLA基因及其在人群频度分布而有差异。一方面是HLA分布的不均衡性及骨髓库不可能无限扩大;另一方面,非亲缘关系志愿供者检查需要一定周期,平均大约3~4个月,而有些患儿病情又不允许等待,因此限制了非亲缘供者的应用。

　　非亲缘关系脐血具有查询迅速、无需等待且HLA要求较低等优点。

　　几乎所有患儿均有至少1位HLA部分相合亲缘供者,包括父母、子女、同胞或表亲。HLA部分相合亲缘供者造血干细胞移植长期以来一直受到广大血液工作者的高度重视。

　　除HLA相合程度外,供受者性别差异、女性供者生产次数、供者年龄、供者巨细胞病毒感染情况都是影响供者选择的依据。

 ## 150. 什么是 HLA 配型

　　人类组织相关性抗原(human leucocyte antigen,HLA),存在于人体的各种细胞表面。它是人体生物学"身份证",由父母遗传,能识别

"自己"和"非己",并通过免疫反应排除"非己",从而保持个体完整性。

由于不同种族、不同个体决定不同的 HLA,因此进行异体造血干细胞移植时,要求供者和受者必须进行 HLA 配型,这是造血干细胞移植成功的关键。

151. 兄弟姐妹的 HLA 相合率是多少

按遗传规律,同卵(同基因)双生的兄弟姐妹 HLA 基因型完全相合的几率为100%;同一父母所生子女[非同卵(异基因)]HLA 型只有 4 种,即 1/4 完全相合和完全不相合,1/α 半相合,因此在亲生兄弟姐妹中找到 HLA 基因型完全相合的几率为 25%,配型中心统计的实际数字可达30%。

152. 非血缘关系捐献者中与患儿的 HLA 相合率是多少

非血缘关系的人群中找到 HLA 表型完全相同的供者几率约 1/10 万,假如种族不同找到的几率会更低些。为解决无关供者来源须建立庞大的无关供者队伍。

截至 2013 年底,中华骨髓库入库志愿者数据已达 183 万多份,成功配型率达到 80%。

153. 造血干细胞的捐献和配型过程是怎样的

首先从捐献者抽取的 5mL 左右的血液送往血液中心细胞实验室进行分子学检测,得到捐献者的人体白细胞抗原(HLA)数据,存入资料库。全国联网形成一个完整的库,形成中华骨髓库、脐血库。然后由各大医院提交申请单,并附有患者的人体白细胞抗原(HLA)

的检测数据。管理中心再将捐献者的 HLA 和患者的 HLA 在电脑中进行配型检测,如果有相符的就将进入实质捐献阶段,若有几个合适的供者,选择其中的一个进行相关的体检,体检合格就可以作为供者。

154. 造血干细胞移植与输血有什么不同

不论是骨髓移植还是外周血干细胞移植,还是脐血干细胞,说到底都是造血干细胞移植。按人体的造血细胞都是来源于一种最原始的血细胞,它不断地增殖、分化,生生不息地产生出多种多样的血细胞,如红细胞、白细胞和血小板。它是种子细胞,有保持自我增殖的能力,又有向下分化的能力。把它播到另外的有机体内(受者),在合适的环境下,就能不断地增殖、分化,持续产生正常的造血。输血就不一样了,输的都是成熟的成分,只能暂时帮一下忙,慢慢地就衰老死亡了,所以输血是支持治疗,每隔一段时间都需要支持。而造血干细胞移植是造血重建,能产生持续的造血。

155. 捐献造血干细胞对身体有害吗

人体血液中有多种血细胞,红细胞、白细胞、血小板等,它们都是有寿命的,多则 120 天,少则 36 小时,不断新陈代谢。它们均来自于一种始祖细胞,我们称它为造血干细胞。造血干细胞具有高度的自我更新、自我复制的能力,可分化生成各种血细胞。造血干细胞有很强的再生能力,失血或捐献造血干细胞后,可刺激骨髓加速造血,1～2 周内,血液中各种成分可恢复到原来水平。适龄、健康的志愿者捐献造血干细胞后,由于血细胞数量减少,会促使骨髓释放储备的血细胞,并刺激骨髓造血功能,促使血细胞的生成,因此捐献造血干细胞不会影响身体健康。

国外主要是美国、欧洲及日本已经从志愿者采集 3 万余例造血干细胞,我国大陆及台湾地区也已经采集了 4000 余例造血干细胞,经多年的临床观察未发现引起捐献者伤害的案例。

 ## 156. 如何选择造血干细胞供者

目前一般认为 HLA – A、B、DR 6 个点相合为完全相合。同胞兄弟姐妹中仅有 1/4 的机会完全相同,无血缘关系的人群中 HLA 完全相同的机会很少,约几万至几十万分之一。

选择 HSCT 供者应和受供者 MHC 差异尽可能小。一般在同胞兄弟姐妹中寻找,此种供者称同胞供者(sibling donor);其次从近亲中寻找 HLA 相同者;最后从无血缘关系的志愿者中寻找,此种供者称非血缘关系供者(unrelated donor)。HLA 半相合的直系亲属做供者,称半相合或单倍体供者(haploidentical donor)。为克服供者来源的不足,世界各地相继正在不断组织和扩大无血缘关系的志愿者队伍,成立了非血缘关系供者登记组织(unrelated bone marrow donor registry)。

 ## 157. 对造血干细胞供者的要求有哪些

HSCT 供者年龄在 8 ~ 60 岁较合适,所有供者在供髓前应进行全面体检,不应有禁忌证,包括精神病、严重心肾疾病和骨髓疾病。对近期有活动性巨细胞病毒(CMV)感染者最好先进行抗病毒治疗再供髓。乙型及丙型肝炎活动时不宜做供者,但携带状态不应列为 HSCT 供者的禁忌证。

 ## 158. 什么是预处理

预处理是在输注 HSC 前对患儿进行的大剂量化疗和(或)放疗。其目的主要是:①消灭患儿体内的残存肿瘤细胞,最大限度减少复发。

②破坏患儿免疫系统,使之无力排斥移植物,为 HSC 的植入提供条件。③为 HSC 的植入提供必要的空间。allo – HSCT 预处理目的包括上述 3 条,自体或同基因 HSCT 预处理的目的主要包括①、③2 条。预处理不仅要有效地杀伤异常克隆细胞和免疫细胞,同时要减少毒副作用。目前采用的预处理放/化疗剂量主要受心肝肾等重要器官毒性反应的限制。因此预处理方案要注意多种药物联合,降低毒副作用,提高杀伤作用。

 ## 159. 常用的预处理方案有哪些

在选用预处理方案时主要考虑细胞的敏感性和髓外毒性 2 个方面。理想的预处理方案应该能有效地杀灭肿瘤细胞或异常细胞群,对正常组织无严重毒副作用,但目前无这种理想的方案。所用方案对瘤细胞不敏感或虽敏感但用量不足,复发率必然很高。然而如果预处理剂量过大,虽可减少复发率,终因毒性相关死亡率增加而无益于总疗效的改善。目前所用的预处理方案按对骨髓的清除作用强弱可分为清髓性(myeloablative)和非清髓性(nonmyeloablative)2 类。

(1)清髓性预处理方案:这是最常用的方案,按是否含全身照射(total boby irradiation,TBI)又可分为 2 类。

1)含 TBI 的预处理方案:TBI 不仅具有强烈的免疫抑制作用,而且随 TBI 剂量的增加对造血系统恶性肿瘤细胞的杀伤力也显著增加。该方案由 TBI + 化疗药物组成,目前最标准的方案是环磷酰胺(Cy) + TBI:即 CY60mg/(kg · d)×2d,单次 TBI 10Gy,为减少毒副作用,可将 TBI 改为分次 TBI(FTBI),剂量为 2.0 Gy,2 次/d×3d,总量 12 Gy。为减少肺部并发症(间质性肺炎),肺部受照射量应 <8Gy。照射剂量率与 TBI 毒性相关,一般应在 10cGy/min 以下。此外 TBI 还可分别与马法兰(Mel)140mg/m²、足叶乙甙(VP – 16)60mg/kg 或阿糖胞苷(Ara

－C)24～36g/m² 等化疗药合用。对有高危复发的患儿在上述标准 CY＋TBI 方案基础上,还可以适当加其他化疗药物。

2)不含 TBI 的预处理方案:由于 TBI 不仅近期毒副作用较大,而且其远期毒副作用如白内障、性功能障碍、继发肿瘤及儿童生长发育迟缓等严重影响长期生存的生活质量,故不含 TBI 的联合化疗预处理方案备受人们注意,而且,此类预处理不需要放疗等特殊设备。最常用的预处理方案为:CY 60mg/(kg·d)×2d、马利兰(Bu)4 mg/kg×4d,Bu＋CY 方案对急性白血病 CR1、慢性粒细胞白血病慢性期耐受性好,疗效与 TBI ＋ CY 相当,可以替代 TBI ＋ Cy 方案。现采用的 MAC(Mel 160 mg～180 mg/m²×1,Ara－C1.0 g/m²×2,CY60mg/kg×2)方案,可在 48 小时内完成,骨髓不需冷冻。MAC 方案对急性髓细胞白血病疗效较好,尤其适用于无放疗条件、无冷冻保存骨髓条件的基层单位。

(2)非清髓性预处理方案

与上述传统的清髓性预处理方案相比,所用放/化疗的剂量较小,且加入一些免疫抑制剂作用强的药物,其目的主要是抑制患儿的免疫功能使移植物不被排斥,而不是要完全清除患儿骨髓造血细胞和恶性瘤细胞。在移植后一定时间内再输注供者淋巴细胞,使混合嵌合体逐渐变成完全嵌合体,从而发挥移植物抗白血病作用,借此清除体内残存的白血病细胞,这种方案称为非清髓性预处理方案。此类预处理方案所用放/化疗的剂量较小,相关毒副作用较少,死亡率低。一般认为,年龄较大的患者或脏器功能欠佳不能耐受清髓性预处理的患者可选用这种方案。

 ### 160. 儿童造血干细胞移植预处理阶段不良反应及护理有哪些

(1)心脏毒性:用含有 CY 的预处理方案,约5%的患儿发生危及生命的心脏毒性,严重的心脏毒性主要表现为心电图低电压、进行性功能衰竭或心包炎。90%的患儿可出现轻度的心脏毒性,表现为心电图轻度改变、室上性心律失常或轻度心包炎。与心脏毒性最有关的因素是CY剂量,BCNU也有心脏毒性。治疗心脏毒性主要有药物支持、心包穿刺抽液。对于移植前有心功能异常或心律失常者可以少用或不用含心脏毒性的药物。特别是使用大剂量CY时,给予持续心电监护,每天做心电图至CY使用结束后一天。

(2)肺毒性:10%~20%的患儿HSCT后发生非感染性肺炎。许多细胞毒性药物如CY、BU、BCNU对肺有直接毒性。照射对肺也有毒性,一般肺受照射剂量应<8Gy。有些患儿尽管在移植后早期无肺直接毒性,但大约在移植后1年出现肺功能进行性下降,肺弥散能力每年平均下降12%,治疗主要采取吸氧,必要时可用呼吸机,用呼吸机24小时无效者预后不佳。预处理期间患儿如有胸闷、憋气等症状,应及时吸氧,监测血氧饱和度。

(3)消化系统毒性

1)黏膜炎:预处理后口腔黏膜炎的发生率超过90%,口腔溃疡在输注造血干细胞之日开始,持续至造血植入。严重疼痛时需要局麻止痛,不能进食应采用全静脉胃肠外营养治疗。包含Bu、VP16、噻替哌(THPA)的方案尤其易发生黏膜炎,用马法兰时,给予口腔含冰低温治疗,预防黏膜炎的发生,而用CY、顺铂(CDDP)、BCNU者黏膜炎较少。有口腔黏膜炎者易发生口腔黏膜真菌、细菌双重感染。嘱患儿进餐前后给予二性B及生理盐水交替漱口,坚持口腔护理3次/天,预防口黏膜炎。如已发生口腔黏膜炎则给予口腔紫外线照射等对症治疗。

2)肝脏毒性:约10%~50%的患儿在HSCT后早期发生以肝脏肿大、黄疸、水钠潴留为特征的肝静脉闭塞病(hepatic veno-occlusive disease,HVOD)。HVOD轻者为可逆性,重者则为致死性,易发生多脏

器功能衰竭。HVOD 最重要的致病因素是预处理方案,当 TBI 剂量≥
$10 \sim 12Gy$ 或用 Bu 时发病率增加,此外,移植前长时间用无环鸟苷、万
古霉素治疗、腹部放射治疗、供受者 HLA 不完全匹配或无关供者移植
等也是高危因素。慢性粒细胞白血病患儿移植前如果长期服用 Bu,
预处理最好不选用含 Bu 的方案。每周监测肝功 2 次,以调整保肝药
物的应用。

3)其他:几乎所有患儿都有不同程度的胃肠道反应,表现为恶心、
呕吐,甚至腹泻。一般在 TBI 之前或化疗药物应用之前用 5 - 羟色胺
酸受体阻滞剂,必要时可重复用药。指导患儿深呼吸,全身放松,看电
视、听音乐等分散注意力以减轻恶心症状。注意少食多餐,进清淡、易
消化饮食。腹泻患儿禁食蔬菜、水果等,帮助患儿每次便后坐浴,保持
肛周清洁,仔细观察大便的性状、颜色,及腹泻次数,及时给予止泻药
物。

(4)膀胱毒性:大剂量 CY 的一个突出副作用是引起出血性膀胱
炎(hemorrhagic cystitis,HC),这与 CY 代谢产物丙烯醛从尿排出,对输
尿管及膀胱黏膜上皮细胞刺激,引起广泛的黏膜溃疡、坏死和出血有
关。有效的预防方法有 2 种:①使用美斯钠(mesna),该药能结合丙烯
醛,减少其对泌尿系统上皮细胞的毒性,总剂量为 CY 的 1.6 倍,分 4
次在开始用 CY 时及用 CY 后 3 小时、6 小时、9 小时使用,有较好的预
防作用。②碱化利尿也能有效地防止出血性膀胱炎,注意白天与夜间
补液的均衡性及尿液排出的均衡性。随时观察尿量及 pH 值,保持尿
pH 值在 7.0 左右,pH < 7.0 时调整液体中的 $NaHCO_3$ 量,使尿液保持
微碱。大剂量 CY 有抗利尿作用,所以要给速尿以防液体潴留体内,
测体重 2 次/天。碱化利尿过程中应补充钾盐,保持电解质平衡,这种
强迫利尿在 CY 结束后还应继续 2 天。此外,在预处理开始前 1 天起
应给患儿别嘌呤醇以防发生尿酸肾病。

（5）神经系统毒性：大剂量 Bu 有中枢神经系统的毒副作用，大多数服 Bu 者脑电图异常，少数患儿在服药期间发生惊厥，常用苯妥英钠预防癫痫。预处理期间双侧床挡保护，注意观察患儿的意识状态，有无眩晕、心悸、肢体麻木抽动等征兆，嘱患儿尽量在床上活动，蹲起时动作轻，及早发现异常情况，及时通知医生对症处理。癫痫发作时，应立即采取相应措施，避免患儿自伤，将患儿头偏向一侧，压舌板放在患儿上下臼齿之间防舌咬伤，遵医嘱给予镇静药物，及时清除口、鼻腔分泌物。

 ## 161. 造血干细胞移植后的并发症有哪些

血液病患儿接受造血干细胞移植后主要的并发症有感染、移植物抗宿主病、间质性肺炎、出血性膀胱炎、肝静脉闭塞综合征等。

（1）移植物抗宿主病（GVHD）：是异基因造血干细胞移植后的一个常见并且重要的并发症，是因供、受者之间存在着免疫遗传学差异，植入的免疫活性细胞（主要是 T 细胞）被受者抗原致敏而增殖分化，直接或间接地攻击受者细胞，使受者产生的一种全身性疾病，是异基因造血干细胞移植的主要并发症和造成死亡的一个重要原因。移植物抗宿主病通常是在移植后造血重建时发生。根据发生时间可分为急性和慢性 2 种，一般发生在移植后 100 天之内为急性移植物抗宿主病，主要表现为皮疹、腹泻、黄疸；发生在移植 100 天之后为慢性移植物抗宿主病；在移植后 10 天之内发生的急性移植物抗宿主病称为超急性或暴发性移植物抗宿主病，病情凶险。

（2）间质性肺炎（IP）：为非细菌性、非真菌性肺部炎症，病理上主要包括单个核细胞的肺间质浸润和液体潴留，肺泡空间相对减少，分为感染性与原发性 2 种。感染性由巨细胞病毒引起，其他致病原有单纯疱疹病毒、带状疱疹病毒、腺病毒或肺孢子虫。原发性主要致病因素为移植预处理的放疗和化疗、移植后免疫抑制剂对肺组织的毒性损伤。间质性肺炎常发生于造血干细胞移植后 1 周~2 年内,常见于8~10 周。异基因造血干细胞移植后间质性肺炎的发生率为10%~40%,是移植相关死亡的主要原因之一。

(3)出血性膀胱炎(HC):是造血干细胞移植后一种常见并发症,主要症状为血尿伴尿频、尿急、排尿困难,尿细菌培养阴性。早期(30天内)多由药物或其代谢产物损害膀胱黏膜所致,如环磷酰胺代谢产物——丙烯醛对膀胱黏膜产生了毒性作用,与膀胱黏膜上皮结合,引起泌尿系上皮细胞的损害。全身照射(TBI)、白消安均可损害膀胱黏膜导致 HC。晚期(30 天后)HC 与移植物抗宿主病、腺病毒感染有关。在临床上,出血性膀胱炎应以预防为主,大剂量强迫利尿减少丙烯醛等对膀胱上皮的刺激,静脉滴注美司那以灭活尿中丙烯醛的活性。出血性膀胱炎发生后,轻型患儿输注全血、血小板、口服强的松一般有效。重型患儿联合多种方法:膀胱冲洗、局部电灼、尿液分流、静脉输注血小板、应用大剂量止血药物等治疗。如果尿中分离出病毒进行抗病毒治疗,部分患儿可能治愈。

(4)肝静脉闭塞病(VOD):是造血干细胞移植后一种严重的肝脏并发症,由于大剂量放疗、化疗,使肝内小静脉阻塞,伴小叶中心及窦状隙肝细胞损伤,或发生不同程度的坏死,引起黄疸、腹水等。肝静脉闭塞病的发生与肝脏损伤密切相关,移植前放疗和化疗、抗生素治疗及预处理方案、并发症等可诱发肝静脉闭塞病的发生。

(5)感染:所有患者几乎不可避免的发热、感染,其中20%的患者找不到原因,常先经验性应用广谱抗生素,待有病院报告时再选用特定抗生素。抗生素无效时考虑真菌及病毒感染,应及时对症治疗。

(6)其他:接受造血干细胞移植的患儿,其生长激素分泌减少,1年其生长激素可恢复;造血干细胞移植恢复后对生殖系统影响较大,成年男性可呈无精子状态,女性患者可有月经消失;白内障是造血干细胞移植晚期并发症,其发生率为 10%~80%,发生时间为移植后2~6 年,分次照射比一次照射发生白内障的机会少 10%~20%。

162. 什么是脐带血干细胞移植

脐带血干细胞移植(UCBT)是利用脐带血中的造血干细胞重建造血免疫系统的一种造血干细胞移植疗法。脐带血的采集是在胎儿娩出后,胎盘娩出前或娩出后早期的一段时间里,因此既不损伤婴儿也不损伤母体。脐带血移植应用于临床是对以往废弃的物质有效的利用,也开辟了造血干细胞的另一来源。

163. 孕妇生产时保留脐带血有什么意义

脐带血移植的临床应用在儿童恶性肿瘤及某些先天性疾病的治疗上获得了满意的疗效,因此在多方面的临床应用中有广阔的前景:

(1)脐带血临床应用取得的成果足以证明它是造血干细胞移植的可靠来源。随着基础与临床应用的进一步深入,价格低廉、来源丰富,配型要求不如骨髓严格等特点,相信脐带血移植的适应证将逐渐扩大,为越来越多需要移植的患儿带来福音。

(2)脐带血的生物学特性有别于骨髓及外周血,它富含造血因子和造血调控因子,因此可望为某些造血调控异常的疾病提供更广泛、安全、有效的治疗手段。

(3)鉴别脐带血的免疫特性,与成人外周血的 NK 细胞相比新鲜脐带血自然杀伤细胞绝对数均较高且细胞毒作用较弱,但在 IL-2 激活下细胞毒作用明显增强并且能诱导靶细胞的凋亡,因此,在今后的生物治疗中可能起到不可估量的作用。

(4)随着血细胞培养技术的日益提高,可望经脐带血来源的培养血细胞取代大部分的临床血细胞输注和造血干细胞移植。

 ## 164. 脐带血保留可保留多长时间　怎样保存

　　现有的实验数据资料表明,脐带血造血干细胞冻存十余年后仍有较好的活性,脐带血的保存历史也有近二十年,因此从理论上讲脐带血可以长期保存。

　　脐带血现在可以保存在脐带血造血干细胞库里。在脐带血库里脐带血经过检测、分离、制备等多道医学工序,冷冻在 -196℃ 的深低温液氮中,长期保存。自体储存的脐带血,脐血库为了保证它的专用性,承诺对其资料的保密,因此脐带血的保存是绝对安全的。

第七章

出血性疾病

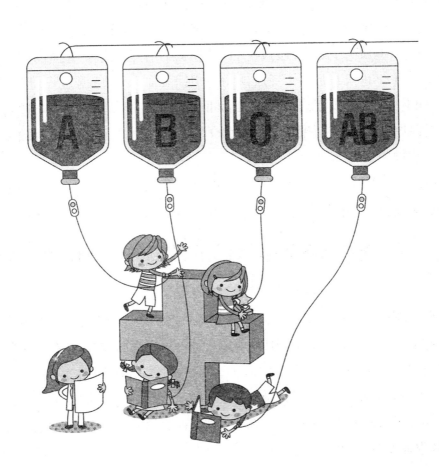

165. 正常的止血机制中有哪几个重要因素 各起什么作用

在正常的止血机制中,有下列几个重要因素:

(1)血管:人体对出血最早期的生理性反应是局部血管发生收缩,官腔变窄,破损伤口缩小或闭合。此过程持续 15～30 秒。血管受损后基底胶原暴露,激活因子Ⅷ,启动内源性凝血。内皮细胞同时发生相应反应,参与血管舒缩系统、抗凝系统、纤溶系统等的调节。

(2)血小板机制:血管受损时,内皮下成分暴露,血小板膜糖蛋白Ⅰb(GPⅠb)作为受体,通过 vWF 的桥梁作用,黏附于受损内皮下的胶原纤维;同时,在胶原、凝血酶等作用下,血小板膜糖蛋白Ⅱb、Ⅲa(GPⅡb、Ⅲa)形成复合物(GPⅡb/Ⅲa),血小板以其为受体,通过纤维蛋白原相互联结而聚集,聚集后的血小板发生变形、活化、释放一系列活性物质。

(3)凝血机制:血管内皮损伤,启动外源及内源凝血,经过一系列酶促反应,形成纤维蛋白血栓,使出血停止。

 166. 参与血液凝固的因子有哪些 各有何特点

目前已知参与人体凝血过程的凝血因子有 12 个,以罗马数字Ⅰ～Ⅴ及Ⅶ～Ⅷ表示,其中Ⅳ是 Ca^{2+},其他凝血因子均为蛋白质。除Ⅲ因子主要在组织、内皮和单核细胞中合成以外,所有的蛋白凝血因子都在肝脏合成;另外,Ⅷ可在内皮细胞中合成,ⅩⅢ可在骨髓中合成。在这些凝血因子中,半衰期最长的是Ⅰ和Ⅷ,分别为 90 小时和 72～120 小时,半衰期最短的是Ⅶ,只有 6～8 小时。在血清中有活性的是Ⅶ、Ⅸ、Ⅹ、Ⅺ、Ⅻ,而在吸附血浆中有活性的是Ⅰ、Ⅴ、Ⅷ、Ⅺ、Ⅻ、ⅩⅢ。

167. 常用的凝血因子制品有哪些

凝血因子制品是血浆蛋白制品中的一大类产品,主要用于先天性和获得性凝血因子缺乏或水平低下患者的替补性治疗。补充的剂量根据病情而定,间隔时间主要考虑患者所缺乏的凝血因子本身的代谢性质,即生物学半衰期的长短加以确定。凝血因子制品主要有:

(1)冷沉淀物品:含Ⅷ、ⅩⅢ、vWF及纤维蛋白原等,冰冻形式。由于其制备方法简单,常被看做血液成分的一种,应用范围较广。

(2)凝血因子Ⅷ浓缩制品:是以大混合血浆制得的冷沉淀为原料,经过一系列分离纯化步骤而制备的凝血因子制品。与冷沉淀相比,纯化后的凝血因子Ⅷ浓缩制品中的纤维蛋白原和含量vWF已经很低,通常不再适用于纤维蛋白原缺乏的患者和血管性血友病的治疗。

(3)凝血酶原复合物浓缩制品(PPC):该产品是以混合血浆为原料,用离子交换层析法制备的一种凝血因子制品。它含有4种维生素K依赖性蛋白,即凝血因子Ⅱ、Ⅶ、Ⅸ、Ⅹ;有的还同时含有蛋白C(Protein C)。产品所标识的单位(U),是指凝血因子Ⅸ的活性,1U大致相当于1mL混合正常人新鲜血浆中所含的凝血因子Ⅸ。适应证为:血友病乙及先天性凝血因子Ⅶ和凝血因子Ⅹ患者出血的治疗,获得性维生素K依赖性凝血因子缺乏(如肝病)和抗凝药华法林使用过量患者的出血治疗。

(4)凝血因子Ⅸ浓缩制品:以PCC为中间产品,或直接以大混合血浆为原料,用多克隆、单克隆抗体免疫亲和层析法可制备凝血因子Ⅸ比活性>100U/mg蛋白的高纯度凝血因子Ⅸ浓缩制品。此种产品除凝血因子Ⅸ外,不含或只含很少量的其他凝血因子。用于血友病乙患者的出血治疗,不仅效果好,而且基本消除了产生血栓性栓塞和血管内溶血的副作用,更安全。

（5）纤维蛋白原制品：近年来，经灭活病毒处理的纤维蛋白原制品将重新被使用。该制品中至少含有80%标示量的具有凝固活性的纤维蛋白原。适用于先天性无纤维蛋白原和异常纤维蛋白原患者以及纤维蛋白原溶解综合征患者的出血治疗。

168. 何谓出血性疾病　如何分类

出血性疾病是指先天或获得性原因所导致患者的止血、凝血及纤维蛋白溶解等机制的缺陷或异常，而引起的一类以自发性出血或轻度损伤后过度出血或出血不止为特征的疾病。按病因和发病机制，出血性疾病可分为以下几类：

（1）血管壁异常

1）先天性或遗传性血管壁异常：如遗传性出血性毛细血管扩张症等。

2）获得性血管壁异常：如过敏性紫癜、维生素 C 缺乏症等。

（2）血小板异常

1）血小板数量异常：①血小板生成减少：如再生障碍性贫血、白血病等。②血小板破坏过多：如特发性血小板减少性紫癜、药物性血小板减少性紫癜、血栓性血小板减少性紫癜等。③血小板增多：如原发性血小板增多症。

2）血小板质量异常：①遗传性：如血小板无力症、巨大血小板综合征等。②获得性：由抗血小板药物、感染、尿毒症、异常球蛋白血症等引起。

（3）凝血因子异常

1）遗传性凝血因子异常：如血友病甲、乙及遗传性 Ⅱ、Ⅴ、Ⅶ、Ⅹ、Ⅺ因子以及纤维蛋白原缺乏症等。

2）获得性凝血因子异常：如维生素 K 缺乏症、肝脏疾病导致的凝血因子异常以及获得性凝血因子抑制物等。

（4）抗凝与纤溶异常：如抗凝剂或溶栓药物使用过量、蛇咬伤、敌鼠钠中毒等。

（5）其他：如血管性血友病、弥散性血管内凝血（DIC）等。

169. 儿童常见的出血性疾病有哪些

出血性疾病指正常止血功能发生障碍所引起的异常情况，由血管壁异常、血小板数量或功能异常、凝血机能障碍所引起的，表现为自发出血或轻微损伤后出血不止。

当人体的止血机能发生障碍时，可引起皮肤、黏膜和内脏的自发性出血或轻微损伤后即出血不止，凡是具有这种出血倾向的疾病均可称之为出血性疾病。根据引起出血的不同机制，出血性疾病可以分为3类：

（1）血管因素异常：包括血管本身异常和血管外因素异常引起出血性疾病。过敏性紫癜、维生素 C 缺乏症、遗传性毛细血管扩张症等即为血管本身异常所致。老年性紫癜、高胱氨酸尿症等即为血管外异常所致。

（2）血小板异常：血小板数量改变和黏附、聚集、释放反应等功能障碍均可引起出血。特发性血小板减少性紫癜、药源性血小板减少症及血小板增多症等，均为血小板数量异常所致的出血性疾病。血小板无力症、巨型血小板病等为血小板功能障碍所致的出血性疾病。

（3）凝血因子异常：包括先天性凝血因子和后天获得性凝血因子异常两方面。如血友病甲（缺少Ⅷ因子）和血友病乙（缺少Ⅸ因子）均为染色体隐性遗传性出血性疾病。维生素 K 缺乏症、肝脏疾病所致的出血大多为获得性凝血因子异常引起的。在儿童血液病中最常见的是特发性血小板减少性紫癜、血友病甲。

170. 出血一定是血小板减少吗

生理情况下,机体参与止血的三要素为血管壁、血小板和凝血因子。血小板减少只是导致出血的原因之一,以下几个方面也可导致出血:①先天性或遗传性血管壁或结缔组织结构异常。②凝血因子质或量异常。③纤维蛋白溶解过度。④病理性循环抗凝物质。⑤肝病性出血。

 171. 哪些疾病可能发生血小板减少

根据血小板减少的发病原理可分为:

(1)血小板产生减少:①遗传性血小板减少:如 Fanconi 贫血、先天性无巨核细胞性血小板减少症、血小板生成素缺乏症、骨髓浸润性疾病(先天性白血病、恶性组织细胞病)及新生儿风疹等。②获得性血小板减少:再生障碍性贫血、单纯巨核细胞再生障碍性血小板减少症、肿瘤细胞浸润骨髓、骨髓硬化症、物理作用(如放射线)、化学因素(如药物)、周期性血小板减少症、细菌感染、营养缺乏及溶血等。

(2)血小板破坏或消耗过多引起血小板减少:①先天性非免疫性:新生儿溶血病、早产儿血小板减少症、新生儿感染等;免疫性:新生儿同种免疫性血小板减少症、新生儿原发性血小板减少、新生儿药物性血小板减少症等。②获得性非免疫性:病毒感染(流感、风疹、流行性出血热)、细菌感染(败血症、重急性细菌性心内膜炎)、立克次体感染(斑疹伤寒)、真菌感染(组织胞浆菌病)、原虫感染(弓形虫病)、血栓性血小板减少性紫癜、溶血尿毒症、弥散性血管内凝血等;免疫性:药物性免疫性血小板减少症、输血后紫癜、特发性血小板减少性紫癜。③血小板分布异常或阻留在脾内过多所引起的血小板减少肝硬化、血吸虫病、脾淋巴瘤、海绵窦状血管瘤、骨髓纤维化等。

172.长期吃不到新鲜蔬菜、水果的人为什么会出血

蔬菜水果中含有人体必需的维生素,特别是大量的维生素 C,还有维生素 K、叶酸和维生素 B$_{12}$等。长期吃不到水果、蔬菜的人会造成维生素 C 缺乏症。维生素 C 是胶原中赖氨酸和脯氨酸羟化时所需要的羟化酶的辅因子,因此在维生素 C 缺乏时胶原的合成发生障碍,血管壁的完整性受影响,毛细血管的脆性和通透性增加,从而导致出血。出血可局限于毛囊周围和牙龈处,以后可见毛囊角化,反复鼻出血,牙龈水肿、溃疡、感染,甚至牙龈浮露、松动而脱落。也有肌肉、关节及内脏出血者,如血尿、便血、月经过多等。维生素 K 在凝血因子合成中有很重要的作用。一般情况下由于肠道细菌合成维生素 K,其他食物中也含有维生素 K,尚不至于导致维生素 K 缺乏引起出血,但在有些情况下如应用广谱抗生素、肠道疾病等再加上长期得不到蔬菜、水果还导致叶酸和维生素 B$_{12}$的缺乏,发生营养性贫血。维生素 C 人体不能主动合成,其每天所需必须依赖从外界摄取。当食物中缺乏水果和新鲜蔬菜或进食完全不含维生素 C 的食物 4～8 个月时,就会出现维生素 C 缺乏导致坏血病。

正常人对维生素 C 的需要量每天为 30mg,如每天摄入 45mg 便能使体内维持适当的贮量。只要能充分摄入新鲜蔬菜和水果,便不易造成维生素 C 的不足。日常生活中应注意儿童饮食结构的合理化,不要偏食,要多吃青菜、水果,防止坏血病、贫血的发生。

173.血液病患儿容易并发的出血部位有哪些

患儿出血常与血小板减少、血管壁脆性增加及凝血因子缺乏有关。出血的临床表现多种多样,可涉及身体任何部位及脏器。皮肤黏膜出血包括皮肤出血点(直径不超过 2mm)、淤点(直径在 3～5mm)、淤斑

（直径在5mm以上）；口腔出血包括牙龈渗血及口腔黏膜点状出血、口腔血疱常提示出血倾向严重；消化道出血包括呕血、黑便、便中带血；泌尿道出血：表现为镜下血尿或者肉眼血尿；球结膜出血表现为局部的充血；眼底出血患儿可主诉视物不清、复视；阴道出血则表现为月经量过多，月经持续时间长，月经周期变短；颅内出血：表现为中枢神经系统症状，如恶心、呕吐、血压增高、意识障碍及运动神经功能障碍等。

过敏性紫癜累及皮肤时，其出血特点为双下肢多见，臀部及上肢次之，成批出现，对称性分布。其皮疹鲜红色稍突出于皮肤表面，压之不褪色，可伴有血管神经性水肿；血友病甲：其出血特点是延迟止血、持续而缓慢渗血，关节腔出血和肌肉血肿是血友病患者深部出血的特点；弥散性血管内出血多见于皮肤、黏膜、伤口或注射部位渗血，严重者可表现为胃肠道、呼吸道、泌尿生殖道乃至颅内出血。急性溶血患儿可出现血红蛋白尿，尿色如浓红茶或酱油样。

 ## 174. 出血性疾病实验室检查包括哪些

（1）筛选试验：包括毛细血管脆性试验、血小板计数、出血时间、凝血时间、激活的部分凝血活（APTT）酶时间、凝血酶原时间（PT）、凝血酶时间（TT）、优球蛋白溶解实验（ELT）等。

（2）确诊试验：①血管异常：包括毛细血管镜检查和 vWF 测定等。②血小板异常：血小板黏附和聚集试验等。③凝血异常：包括各种凝血因子的抗原及活性测定、凝血酶生成及纠正试验等。④抗凝异常：包括抗凝血酶Ⅲ抗原及活性或凝血酶 – 抗凝血酶复合物、蛋白C、狼疮抗凝物测定等。⑤纤溶异常：包括鱼精蛋白副凝试验、纤维蛋白原降解产物、D – 二聚体、纤溶酶原测定等。

（3）特殊检查：对一些遗传性疾病及一些少见的出血性疾病，还须进行一些特殊检查如蛋白质结构分析、基因测定及免疫病理学检查等才能确诊。

 ## 175. 新生儿血小板减少性紫癜是由什么原因引起的

新生儿血小板减少性紫癜在临床上十分常见,血小板减少是新生儿出血的主要原因之一,新生儿与早产儿的血小板计数正常范围与其他年龄小儿相仿。一般认为,血小板计数 $< 100 \times 10^9/L$ 为血小板减少,应探明原因。

新生儿血小板减少性紫癜的病因很多,发病机制较复杂,临床表现多样。

血中血小板水平是血小板生成与破坏达到平衡的结果,因此新生儿血小板减少的原因,不外乎有 3 种情况:巨核细胞产生或释放血小板减少、血小板破坏增加,或上述 2 种因素同时存在。根据病因和发病机制不同进行分类,新生儿血小板减少可分为免疫性、感染性、先天性或遗传性等,现将主要的几种新生儿血小板减少性紫癜分述于下。

(1)免疫性血小板减少性紫癜

1)同族免疫性血小板减少性紫癜:为母婴血小板抗原性不合致婴儿出生时,血小板计数常小于 $30 \times 10^9/L$,故发生出血。

2)先天被动免疫性血小板减少性紫癜 本病特点是抗体既破坏母亲的血小板,又破坏胎儿血小板,按病因的不同,可分为以下 2 类:①母患特发性血小板减少性紫癜:患活动性特发性血小板减少性紫癜的妇女如怀孕,其血中抗血小板抗体可通过胎盘进入胎儿血循环破坏胎儿血小板,而致血小板减少。②母患全身性红斑狼疮:血中抗血小板抗体可通过胎盘进入胎儿体内,婴儿出生后,多见血小板减少。

3)新生儿溶血病并有血小板减少:严重的新生儿溶血症常并有血小板减少。

4)药物性血小板减少性紫癜:药物引起的新生儿血小板减少,可分为先天性和后天性2种：①先天性：孕母在孕后期用过某种药物而被致敏，当再用同一药物时，产生大量抗体破坏胎儿血小板，主要药物有磺胺、奎宁、奎尼丁、对氨基水杨酸、苯巴比妥、氯噻嗪等。②后天性：出生后新生儿用某些药物，如磺胺、地高辛、吲哚美辛等，产生抗血小板抗体，破坏血小板。

（2）感染性血小板减少性紫癜

感染性血小板减少性紫癜常见于各种病毒、细菌、螺旋体（梅毒）和原虫感染，或由于严重感染并发的 DIC，包括宫内感染和出生后感染，特别是前者容易合并血小板减少。

1）宫内感染：多为先天性慢性感染。常见病原体有弓形体、风疹、巨细胞病毒、人疱疹病毒（合称 TORCH）、柯萨奇病毒、麻疹及肝炎病毒等，其中以巨细胞病毒及风疹病毒最为多见。

2）生后感染：生后感染则以细菌感染为主。主要是金黄色葡萄球菌和革兰阴性杆菌感染，如败血症、化脓性脑膜炎、肺炎、肠炎、脐炎、尿路感染，等等，常继发血小板减少。

（3）先天性或遗传性血小板减少性紫癜

1）先天性巨核细胞增生不良：骨髓巨核细胞减少或缺如导致血小板减少，可以是单纯的先天性增生不良性血小板减少，亦可合并存在各种先天畸形，发病原因未明，可能与孕妇服药或感染有关，另有人认为与遗传有关。

2）遗传性血小板减少性紫癜：文献上曾报道数种遗传性血小板减少综合征，其中较为明确的是 Wiskott - Aldrich 综合征，是一种 X 连锁隐性遗传病，病因尚不明确，一般认为与过敏、单核 - 巨噬细胞系统增生、慢性感染有关，近年研究认为本症血小板减少是由于血小板本身存在缺陷而被破坏，本病多有家族史，女性传递，男性发病。

176.什么是儿童特发性血小板减少性紫癜

特发性血小板减少性紫癜简称 ITP,是一种获得性血小板减少性疾病。因为体内产生抗血小板抗体导致网状内皮系统吞噬破坏血小板,造成血小板减少的一种自身免疫性疾病。ITP 是最为常见的影响血细胞成分的自身免疫疾病,儿童的年发生率大约为 1/10000。儿童急性 ITP 通常是一种良性自限性疾病,发病前常有病毒感染或者接种疫苗史。大多数患儿于发病数周或者数月内血小板数目自发恢复正常。慢性 ITP 一般定义为血小板持续减少 6 个月以上。

 ## 177.引发儿童特发性血小板减少性紫癜的原因有哪些

至目前为止,认为急性型 ITP 和病毒感染有关,患儿发病前常有病毒感染史。慢性 ITP 多起病隐匿,病因不清。其病因及发病机制可能与下列因素有关:①自身免疫因素。②细胞免疫功能失调。③遗传因素。④雌激素变化。

 ## 178.儿童特发性血小板减少性紫癜的临床表现及实验室检查

(1)临床表现:急性 ITP 常见于既往体健的患儿,多突然起病,于发病几周前有病毒感染史,大多数患儿以小的出血点、紫癜常见,约 1/3 左右的患儿以出现鼻出血或者口腔黏膜出血,约不到 10% 的患儿可以出现血尿、胃肠道出血,青春期女孩还可以出现月经过多。脑出血罕见。儿童 ITP 发病的高峰年龄是 2~6 岁,男女比例接近,而成人 ITP 男女比例为 1:3。

(2)实验室检查:①血象:约 80% 的患儿起病时血小板数目 <20 $\times 10^9$/L, <10 $\times 10^9$/L 的情况也很常见。白细胞和红细胞数一般正

常,但大约15%的患儿由于有比较严重的出血史可以出现贫血。对于ITP患儿进行外周血涂片检查是必须的。如果有和ITP诊断不一致的情况要进一步检查。②ITP患儿骨髓穿刺或者活检可以发现巨核细胞数正常或者升高,嗜酸细胞及其前体细胞增加虽然对于预后没有提示意义,但是ITP的骨髓改变之一。合并贫血的患儿可有红系比例增高。③虽然出血时间检查对于该病没有诊断意义,但是和相对应的血小板数目比较,患儿的出血时间一般要更短一些,这表明很多ITP患儿的血小板功能是正常或者增加的。当前,检测血小板自身抗体的必要性并不是很大,因为无论是从敏感性还是特异性的角度来看,ITP的诊断并不依赖于这一检查。

179. 特发性血小板减少性紫癜的患儿为什么不常规输注血小板

由于特发性血小板减少性紫癜患儿体内存在血小板相关抗体,输入的血小板会被破坏而造成输注无效,所以ITP患儿一般不常规输注血小板来提高血小板计数。只有当患儿遭受致命的出血危险时(例如患儿发生颅内出血)可以考虑应用。此时血小板输入一定要足量,同时还要积极给予静脉激素或者静脉丙种球蛋白治疗,以期短期内将血小板提高到一个安全水平。

180. 儿童特发性血小板减少性紫癜的治疗方法有哪些

对于初发儿童ITP的治疗,一般来讲此时应限制患儿活动,注意避免外伤,预防感染,特别是呼吸道感染。应忌服具有抑制血小板功能的药物,如含有阿司匹林的药物,防止出血加重。有严重出血情况的患儿应住院治疗,病情较轻者可以门诊治疗,但是要进行密切随访。对于血小板数目$> 20 \times 10^9/L$,并且只有少许出血点的患儿,可以暂不采取任何治疗。对出血严重或久治不愈者应进行如下特殊疗法：

（1）糖皮质激素：首选泼尼松。其作用机制主要包括以下几方面：抑制网状内皮系统对血小板的清除；减少自身抗体产生；稳定毛细血管减少出血机会。传统剂量的强的松一般是 $1\sim2mg/（kg\cdot d）$，最多持续 14 天，通常这一剂量足以提高血小板水平。为减少长期激素治疗的副作用，无论血小板数目升高与否，在用药最大剂量 $2\sim3$ 周后都要考虑减量。

（2）静脉丙球治疗（IVIG）：IVIG 的作用机制在于封闭网状内皮系统的 Fc 受体，导致脾脏和其他免疫器官不能有效地清除结合自身抗体的血小板。它可以通过干扰补体激活，发挥独特的抗体效应，调节细胞因子反应，影响 B 和 T 细胞功能。儿童 ITP 患者以大剂量 $IVIG400mg/（kg\cdot天）\times5$ 天治疗，$60\%\sim85\%$ 患者血小板水平明显升高，通常在数天内恢复正常水平，甚至有些患者在治疗第一天血小板即开始上升。鉴于 IVIG 毒性小，且能使大部分患者血小板水平迅速升高，因此儿童 ITP 出血症状很重时有必要选用 IVIG 治疗。IVIG 不干扰其他形式的治疗，且与其他形式的治疗有协同作用，其主要缺点是价格昂贵。IVIG 治疗儿童 ITP 公认有效，但是否应该常规应用则无定论。主要是因为：①儿童 ITP 颅内出血发生率低，无法确定其是否降低颅内出血发生率。②没有证据表明 IVIG 能降低儿童 ITP 发展为慢性 ITP 的可能性。

（3）抗 Rh（D）球蛋白：几乎对所有患者都有效。对于慢性 ITP，每 5 周静脉输注 $25\sim75\mu g/kg$，可以防止血小板严重减少。

（4）输全血或血小板：输血可改善贫血，适用于急性大量出血的患者，宜用新鲜血。浓缩血小板仅用于救急止血或切脾术前。

（5）其他药物：对肾上腺皮质激素或脾切除治疗无效的可考虑用长春新碱、6－MP、环磷酰胺等，似有一些临床疗效。近年也有应用小剂量美罗华治疗慢性难治性 ITP 取得一定疗效。

（6）脾切除术疗法:适应证为肾上腺皮质激素治疗无效或因副作用不能耐受且病程超过半年者。年龄应在 6 岁以上,以免术后因免疫力降低而发生暴发性感染。

 181. 儿童特发性血小板减少性紫癜能自愈吗

无论治疗与否,儿童急性 ITP 的自发缓解率非常高。大约一半的儿童血小板数目在 4~8 周恢复正常,2/3 以上的患儿在 3 个月左右恢复。GeorGe 等复习了 1500 例左右患儿情况,大约 76% 的患儿在诊断后 6 个月内病情完全缓解,其余血小板减少时间超过 6 个月的患儿中约有 37% 于以后自发缓解。Imbach 等进行的另一项大规模回顾性研究也得出了类似结论。在 554 例初诊时血小板数目 $< 20 \times 10^9/L$ 的 ITP 患儿于 6 个月以后只有 9% 的患儿血小板计数低于 $20 \times 10^9/L$。但也有少数患者可能由感染、接种疫苗等因素触发下,再次或多次复发。约 15% 的患者在 6 个月内血小板不能恢复正常,这类患者一般考虑为慢性 ITP。与发展成慢性 ITP 有关的因素包括:发病年龄 10 岁以上、起病隐匿、女性等。目前没有任何医学证据表明治疗可以改变疾病的自然进程。

 182. 什么是血管性紫癜 儿童时期常见的血管性紫癜包括哪些

血管性紫癜,也称为非血小板减少性紫癜,是由于各种原因导致的血管壁受损,从而发生皮下出血,这种状态通常继发于急性感染。儿童时期常见的血管性紫癜包括:①血管炎:过敏性紫癜、川崎综合征、结节性多发性动脉炎。②爆发性紫癜。③结缔组织病:Ehlers - Danlos 综合征、马方综合征、成骨不全、Minkes 病、弹力纤维假黄瘤。

④遗传性出血性毛细血管扩张症。

 183. 何为过敏性紫癜 常见的原因有哪些

过敏性紫癜是血管性紫癜的一种。它是一种常见的血管变态反应性疾病,因机体对某些致敏物质发生变态反应,导致毛细血管脆性及通透性增加,血液外渗。主要临床表现为皮肤血管性紫癜、关节炎、腹痛和肾炎等,可同时出现皮肤水肿、荨麻疹等其他过敏表现。

本病的病因尚不明了,其可能的病因如下:

(1)感染因素:是最常见的原因。病原体包括:细菌、病毒、寄生虫等。

(2)理化因素:食物、药物、化学药品、蚊虫叮咬、花粉、疫苗接种、寒冷、外伤等均可能与过敏性紫癜有关。

(3)遗传因素:基因因素可能决定了对过敏性紫癜的易感与否。

(4)其他:肝脏疾患、肺部疾患、糖尿病、类风湿性关节炎、补体(C2、C3、C4)缺乏、IgG 缺乏、家族性地中海热、恶性病、精神因素等也可能与过敏性紫癜发病有关。

 184. 过敏性紫癜的临床表现有哪些

本病起病方式多种多样,可急可缓。50%~90% 的儿童于发病前数天至 3 周常有上呼吸道感染、全身不适、倦怠乏力、食欲缺乏、不规则发热等前驱症状。然后出现皮肤紫癜、多发性关节炎、腹痛或便血、血尿等。部分病例在紫癜出现之前先有关节、腹部、肾脏,或神经系统症状。

皮肤受累最常见,约为 50%。患儿皮肤常出现大小不等的出血性皮疹,对称分布,分批出现于四肢、臀部,尤以对称性下肢伸侧多见,皮疹出现前可有皮肤瘙痒或感觉异常,随后出现小型荨麻疹或红色圆形丘疹,高于皮肤表面,数小时后颜色增深,呈紫红色,严重者出现大血泡。

消化道受累一般在皮疹发生1周内出现。主要为腹痛、呕血、便血和腹泻。腹痛常以突然发作的阵发性绞痛为特点,位于脐周、下腹或全腹。腹痛与紫癜不一致,少数患儿可并发胰腺炎、胆囊炎、肠梗阻、肠穿孔、肠套叠、出血性小肠炎等,必要时须外科手术治疗。

肾脏受累者病情最为严重,青少年多见,发生率可高达12%～40%。主要表现为肉眼血尿及镜下血尿,也可有蛋白尿,有时可有管型,偶见水肿、高血压。反复发作者可发展为慢性肾炎,少数也可发展为肾病综合征。

除皮肤紫癜外,关节部位血管受累可出现关节肿胀及功能障碍的表现。多发生于膝、踝、肘、腕等大关节,呈游走性、反复发作,可自愈,不遗留关节畸形。

其他受累部位有:生殖系统、中枢神经系统、视网膜等。

 ## 185. 过敏性紫癜如何正确治疗

本病目前尚无有效的治疗手段。主要是对症支持治疗。应避免接触或服用可能致敏的物品、药物及食物。可酌情给予抗组织胺类药物,如:苯海拉明、息斯敏、非那根、扑尔敏等。症状严重伴明显腹痛或关节痛者,可用强的松或地塞米松减轻血管炎和组织水肿。肾上腺皮质激素治疗5～6周效果不佳时,可加用免疫抑制剂,如:硫唑嘌呤或环磷酰胺。多数病例预后良好,但可反复发作,极少数肾脏损害者可迁延不愈而导致尿毒症。另外,中药对过敏性紫癜的治疗也有效,如紫草对单纯型的效果较好。

 ## 186. 什么是血友病

血友病是一组由于机体缺乏凝血因子Ⅷ(FⅧ)或Ⅸ(FⅨ)而导致

的一种遗传性出血性疾病。血友病可分为血友病甲（血友病 A）和血友病乙（血友病 B）2 种。前者为凝血因子Ⅷ（FⅧ）质或量的异常所致，后者系凝血因子Ⅸ（FⅨ）质或量的异常所致。

血友病甲：缺乏凝血因子Ⅷ（FⅧ）。约占遗传性出血性疾病的80%，又称经典血友病。血友病乙缺乏凝血因子Ⅸ（FⅨ），约占血友病的 15%～20%。遗传性因子Ⅺ缺乏症曾被称为血友病丙，目前已很少使用此名，有人称为 Rosenthal 综合征，约占血友病的 1%～2%。一般情况下，"血友病"这一名称是指血友病甲和血友病乙，其他凝血因子缺乏症有时被称为类血友病，均为罕见病。

 ## 187. 血友病如何分型

血友病临床分型：1mL 正常血浆所含的因子的总量被定义为 1 个单位的因子。用活性的百分数表示因子的水平，即 100% 的水平（1U/mL）等于 1mL 正常血浆中因子的活性。根据 FⅧ 或 FⅨ 的水平将血友病分为亚、轻、中和重型，不同的类型出血程度不同，具体见表4：

表4

因子活性水平		临床分型	出血症状
%	U/mL		
>25～<45	0.25～0.5	亚临床型	大手术或严重外伤可有出血
>5～25	0.05～0.25	轻型	手术或轻度外伤可致严重出血
>1～5	0.01～0.05	中型	小手术后可有严重出血，偶有自发性出血
≤1	≤0.01	重型	肌肉或关节自发性出血，血肿

 ## 188. 血友病甲的临床表现及实验室检查有什么

血友病甲的临床表现是反复出血及由出血导致的各种并发症。

其特点是延迟止血、持续而缓慢的渗血,严重出血较少见。部分患儿出生后数周即开始发生出血,以后随患儿逐渐长大,活动增多,容易碰撞,出血现象就更为频繁而明显。部分患者也可迟至 5 ~ 6 岁,甚至成年后才发病。一般来说,发病越晚,病情越轻。患者出血前往往都有轻度外伤、小手术(拔牙、脓肿切开等)和打针等。出血可发生在任何部位,关节腔出血和肌肉血肿是血友病患者深部出血的特点,常常发生于重型血友病患者。由于血肿压迫周围神经组织,引起局部疼痛,甚至继发感染或造成滑膜、软组织及骨关节破坏,引起关节萎缩、畸形、功能丧失。其他如消化道出血、鼻出血、血尿、阴囊出血也常见。头颅外伤可致颅内出血,导致严重后果。

实验室检查主要包括筛选试验、临床诊断试验和基因诊断试验。

筛选试验包括:部分凝血活酶时间(KPTT 或 APTT),凝血酶原时间(PT)、出血时间、血小板计数、血小板聚集试验以及凝血酶时间(TT)。以上除 APTT 延长外,其他试验在血友病患者均正常,但 APTT 延长不能鉴别血友病的类型,须进一步做凝血活酶生成试验和纠正试验,可以鉴别血友病甲、血友病乙或 FXI 缺乏。

临床诊断试验包括:因子Ⅷ活性(FⅧ:C)测定辅以 FⅧ:Ag 测定可以确诊血友病甲,同时进行 vWF:Ag 测定可与血管性血友病鉴别。有些患者可做抗体筛选试验和抗体滴度测定以诊断因子抑制物是否存在。

基因诊断试验主要用于携带者检测和产前诊断。

189. 血友病甲治疗措施有哪些

根据血友病治疗指南,血友病 A 的治疗措施包括以下几点:

(1)局部止血措施和注意事项:包括制动、局部压迫包扎和放置冰袋、局部用止血粉、凝血酶或吸收性明胶海绵贴敷等。口腔出血可含服氨加环酸。避免肌肉注射、外伤和手术,如必须手术,需行凝血因子替代治疗。禁服阿司匹林或其他非甾体类解热镇痛药及所有影响血小板聚集的药物。

（2）替代疗法

1）因子Ⅷ制剂:首选血浆源性因子Ⅷ制剂。因子Ⅷ半衰期 8~12 小时,常需每日输注 2 次（首次输注后 2~4 小时需重复,后 8~12 小时重复）。重组人凝血因子Ⅷ,为人工合成,病毒等病原污染的可能性更低,有条件者可选用。

2）冷沉淀物:含因子Ⅷ、纤维蛋白原等凝血因子,因子Ⅷ较新鲜血浆高 5~10 倍,用于无条件使用因子Ⅷ制剂者。

3）新鲜血浆或新鲜冰冻血浆:含所有的凝血因子等血浆蛋白,仅用于无条件使用因子Ⅷ制剂和冷沉淀者。

4）凝血酶原复合物浓缩剂:用于因子Ⅷ抑制物阳性者,并考虑联合应用免疫抑制剂。

（3）去氨基－D－精氨酸血管加压素:用于轻型患者。

（4）小剂量肾上腺皮质激素:可改善毛细血管通透性,对控制血尿、加速急性关节积血的吸收有一定疗效,可短期与替代治疗合用。

（5）抗纤溶药物:常用 6－氨基己酸和氨加环酸,有肉眼血尿者禁用。

 ## 190. 血友病乙的治疗措施有哪些

治疗原则同血友病甲,主要为 FⅨ的替代治疗。主要制剂有新鲜血浆或新鲜冰冻血浆、凝血酶原复合物、高度提纯的 FⅨ 和重组 FⅨ。FⅨ半衰期为 18~24 小时,应每 12~24 小时输注 1 次才能维持血液 FⅨ水平,严重出血或手术患者应 12 小时 1 次。与 FⅧ不同,输注后的 FⅨ约 50% 弥散至血管外,弥散半衰期约 5 小时,因而输入 FⅨ的回收率约50%,每千克体重输注1个单位(U)患者FIX水平仅提高1%,期望将FIX提高到与FⅧ一样水平,输入FIX剂量应增大1倍。可按下述公式计算:需输FIX量(U)=(期望FIX水平-患者现有FIX水平)×体重(kg)。血浆和全血因负荷过重均不是治疗的理想制剂。凝血酶原复合物在制备过程中部分凝血因子已被激活,可能导致血栓形成和DIC,国外已有高纯度的FIX制剂和重组FIX,没有凝血酶原复合物引起血栓形成和DIC的危险。

治疗副作用如同血友病甲,可能出现的并发症为血液传染病毒的传播,如肝炎,尤其乙型肝炎和丙型肝炎。艾滋病毒的传染曾是国外未采取病毒灭活前血友病患者的严重并发症。国内生产的凝血酶原复合物已进行了病毒灭活。输注反应如发热、寒战和皮疹等可能发生。反复替代治疗可使血友病乙患者产生同种抗体,但发生率远低于血友病甲,估计约为3%。

191. 血友病患儿须进行手术时应如何处置

血友病患儿当有手术适应证时必须权衡利弊,决定手术抑或进行保守治疗。若需手术,在未经检查及准备前,尽可能避免急诊手术。手术前应测定凝血象,尤其是活化的部分凝血活酶时间(APTT)、凝血酶原时间、因子Ⅷ促凝活性(Ⅷ:C)、出血时间(BT),并根据病情在术前补充所缺乏的凝血因子。

在血友病A,如无因子Ⅷ抗体,可按"所需提高的Ⅷ:C% ×血浆容量=所需单位数"计算。血友病患儿拔牙时,须将Ⅷ水平提高到20%~30%;小手术和外伤缝合时应提高到40%~50%;一般手术应提高到50%~70%;而大手术(包括扁桃体手术)应提高到60%~100%。因子Ⅷ的生物半衰期仅8~12小时,且由于向组织间隙弥散,故在血液中仅为4~5小时,术后应逐日每8~12小时给予补充才能保持无术后出血及创口愈合。APTT 可作为术中监测指标。若存在因子Ⅷ抗体,则因子Ⅷ浓缩制剂不易提高Ⅷ:C 至所需浓度,故不宜贸然手术。可用激素、免疫抑制剂或血浆交换以减少或清除抗体。术前根据 APTT 值,输入足够量的血浆或Ⅷ浓缩制剂。

血友病 B 的手术前准备,除血浆外,还可应用血浆凝血酶原复合物(PPSB)作为替代治疗。

192. 血友病儿童出现活动性出血时如何处理

血友病患儿出现活动性出血时,除局部压迫止血外,应将Ⅷ因子水平提高。具体如下:口腔黏膜出血时Ⅷ因子水平提高到 20% ~ 30%;早期、无肿胀的关节出血,应提高到 30%;明显肿胀疼痛的关节出血应提高到 30% ~ 50%;肌肉软组织血肿不压迫神经时应提高到 30%,危险部位的出血,如颈部、咽喉部位,应提高到 50% ~ 100%;腹膜后和髂窝的出血、颅内出血、头部外伤、消化道出血也应将Ⅷ因子提高到 50% ~ 100%。

193. 血友病患儿在日常护理中有哪些注意事项

血友病的主要临床表现就是出血,故血友病患者在日常生活中应注意如何防止出血发生。

(1)首先要让患者及其周围的人(家属、老师、朋友、同学、同事及邻居等)了解本病的一般知识,合理安排患者的学习、工作和生活,并且在发生意外时能做简单、正确地处理。

(2)尽量避免外伤和过于剧烈的活动,如长途行走、跑步及搬运重物等。

(3)尽量避免手术,如需要手术时一定要有充分的准备,术前输注缺乏的凝血因子,术后在伤口上用无菌纱布覆盖,如有活动性出血,可在出血部位加压,严密观察敷料,了解出血程度,直至伤口愈合。

(4)一切药物最好采用口服方法或静脉注射,避免肌肉注射,还应避免针灸、按摩和理疗,以免引起出血或血肿。

(5)口服药应尽量避免用对胃肠道有刺激的药物,以防消化道出血;亦不能用影响凝血功能的药物如阿司匹林。患者如患有其他疾病时,到医院就诊要主动告诉医生原有血友病,切忌自己乱用药。

(6)生活中应注意卫生,不要暴饮暴食,不要酗酒、吸烟,还应注意口腔卫生以防龋齿。一旦发现牙病,应尽早治疗。

(7)适当注意营养,多吃些富含维生素 C 的食物。

(8)当活动关节出血时,应抬高患肢,减少活动,给予冰袋冷敷止血。关节肿胀时切不可按摩、热敷或理疗,以免加重出血。

(9)待出血及疼痛控制后(通常 3~5 天内),可开始肌肉锻炼,肿胀消退后应开始行关节活动。待关节周围组织恢复正常,关节肌力及运动均正常后才能负重。

(10)对小的外伤千万不要轻视,因患者止血较慢,细菌易于入侵而发生感染。鼻前庭出血可用肾上腺棉球、吸收性明胶海绵压迫止血;后鼻孔出血可用凡士林纱条或气囊压迫止血,同时做好纱条填塞后的护理,用链霉素滴鼻,一般 24~48 小时后方可取出。咽喉部损伤出血时,应保持呼吸道通畅,患儿宜采取侧卧位或平卧位,头偏向一侧,以防误吸。

(11)有胃肠道、泌尿道等内脏器官出血时,可见便血、尿血等,应及早请医生诊治,以便得到正确的处理。

(12)输注血制品应严格遵守无菌操作规程,严格实行解冻后立即输入的原则。

194. 血友病患儿将来能否向正常人一样结婚生育

血友病患者的婚姻生育问题已引起了医学家和社会学家的极大关注。因本病不但给患者带来痛苦和家庭负担,而且还关系到下一代的身体素质等大问题。

已知血友病(主要指缺乏凝血因子Ⅷ的血友病甲)的遗传基因位于 X 染色体上,其遗传方式属于典型的性联隐性遗传,由女性遗传(即有疾病遗传基因的女儿或女孩),男性发病(即有疾病遗传基因的男性均表现出血,又可将该缺陷基因传给下一代的女孩)。因此,血友病的遗传具有这样的规律:

(1)男性血友病患者与正常女性婚配,所生的男孩全部为正常人,女孩全部为传递者。

(2)正常男性与女性传递者婚配所生的男孩既有可能为正常人,也有可能为血友病患者。所生女孩既有可能为正常人,也可能为传递者。

(3)男性血友病患者与女性传递者婚配,所生的男孩可能为正常人也可能为血友病患者。所生的女孩可能为传递者,也可能因 2 条 X 染色体均有缺陷而为血友病。但这种婚配情况实际上是极少的。

从上述遗传规律来看,尽管血友病为遗传性疾病,无论男性血友病或女性传递者,结婚后所生育都有可能是正常子女的,只是应选择性生育。

我国已开始研究利用现代科学技术进行血友病患者选择性生育。如经腹腔穿刺吸出妊娠子宫内的羊水以判断胎儿的性别,以决定其取舍。目前,国内外已采用一种新的基因诊断法,来判断胎儿是否患病,在母亲妊娠早期(45～55 天)从子宫中取一点胎儿的绒毛细胞,将正常的 DNA 片段制备探针与胎儿组织的 DNA 杂交,就可知道胎儿是否患该种疾病,父母据此决定胎儿的存留,以达到优生的目的。

 ## 195. 什么是血管性血友病,它有哪些类型

血管性血友病(vWD)是一种复杂的遗传性出血性疾病,其根本缺陷是 von Willevrand 因子(vWF)质或量的异常。与经典血友病不同,此病呈常染色体遗传,多数患者呈显性,男女均可患病。出血时间延长,出血类型呈皮肤黏膜型而不是深部组织型。目前普遍认为本病发病率高于血友病,是最常见的先天性出血性疾病。

1994 年国际止血血栓协会 vWF 委员会提出,vWD 是指 vWF 基因突变所致的疾病。其他遗传机制引起的称为"假性 vWD",如血小板型 vWD 称为血小板型假性 vWD。获得性抗 vWF 抗体引起者称为"血管性血友病综合征"。

血管性血友病(vWD)表型复杂。根据 vWF 质和量的异常分为 1 型、2 型、3 型。1 型是指 vWF 量的部分减少,为常染色体显性遗传。2 型是指 vWF 质的异常,可以呈显性或隐性遗传。3 型是指 vWF 的完全缺乏,呈常染色体隐性遗传。根据 vWF 质异常的特点,将 2 型作 2 级分类,分为 2A、2B、2M 和 2N 4 种亚型。

本病的临床特点为自幼即有出血倾向,出血时间延长,血小板黏附性降低,血浆中因子(vWF)缺乏或分子结构异常。临床表现为出血,一般以皮肤黏膜出血为多见,有鼻出血、牙龈出血、皮肤淤斑、月经过多,严重者可有胃肠出血、血尿、外科手术后出血不止及产后大出血。关节肌肉出血甚少见,出血症状最常发生于婴幼儿期,少数患者至成年后才出现出血症状,出血程度随年龄增长而逐渐减轻。

196. 血管性血友病的治疗方法有哪些

血管性血友病患者的治疗目的是纠正双重的止血缺陷:异常的血

小板黏附所致的出血时间延长和凝血因子Ⅷ（FⅧ）降低引起的凝血途径异常。对血管性血友病（vWD）治疗的2种主要方法是DDAVP和FⅧ/vWF浓缩物的替代治疗。其他治疗方法只是辅助治疗，包括：输注血小板浓缩物，抗纤维蛋白溶解氨基酸药物以及在某些情况下口服雌-孕激素。有效的治疗还应依赖于vWD及其亚型的准确诊断和了解既往的治疗反应或通过实验预测的治疗反应。

（1）一般治疗：轻型患者可以不需任何特殊治疗，主要是局部治疗，但禁用阿司匹林、双嘧达莫、吲哚美辛以及保泰松等可能影响血小板功能的药物。女性1型或2型vWD患者可以服用雌-孕激素治疗慢性或反复鼻出血及月经过多，而对3型患者疗效差。

（2）DDAVP：DDAVP是一种半合成的抗利尿激素，用于治疗vWD和相关的出血性疾病已有25年的历史。DDAVP可促进内皮细胞释放储存的vWF和FⅧ，也可促进组织型纤溶酶原激活剂和组织型纤溶酶原激活剂的抑制剂的释放。在轻度或中等度出血时常被选用，也可用于手术前预防治疗。3型患者因无vWF储存，DDAVP治疗无效。2A、2N、2M型对DDAVP治疗反应不如1型，2B禁用DDAVP。常见的副作用为面部潮红、发热、刺痛感和头痛。

（3）替代治疗：用于DDAVP无疗效反应或严重出血或手术治疗DDAVP疗效差的患者。主要用于2型和3型。原则上应选用vWF和FⅧ均有的制剂。可用冷沉淀或中等纯度以下的因子Ⅷ浓缩物。应用期间应监测Ⅷ:C、vWF:Ag和出血时间。主要的副作用为输注反应和可能的病毒传染，但极少发生。

（4）雌激素或口服避孕药用于治疗女性患者的月经过多。纤溶抑制剂如6-氨基己酸可用于DDAVP诱发的纤溶，也可用于口腔黏膜出血，但泌尿道出血禁用。

197. 什么是遗传性出血性毛细血管扩张症

遗传性出血性毛细血管扩张症（hereditary hemorrhagic telangiectasia，HHT）也称Osler-Rendu-Weber综合征，是一种常染色体显性遗传的血管结构异常性疾病，以局部毛细血管扩张和扭曲为特征。此病在欧美发病率约为1/10000～2/10000，外显率随年龄增加而增加，至40岁时外显率高达97%。约20%的患者无明显的家族史，若父母患病，其子代的病情常很严重且范围广泛，并常于早年夭折。最新的流行病学调查研究显示，该病的发病率远比以前人为的要高，本病在我国似并不罕见，但缺少流行病学的统计资料。

临床表现：

局部毛细血管扩张和同一部位的反复出血是遗传性出血性毛细血管扩张症的特点。出血部位以鼻出血最常见，发生率高达96%。25%的患者有内脏毛细血管扩张，胃肠道毛细血管扩张最为多见，其次为肝脏。10%～25%的患者可发生危害较大的肺或脑动静脉畸形（PAVM或CAVM），可表现为咯血、反复肺部感染、呼吸困难、发绀、杵状指，肺部可闻及各种啰音。局部毛细血管扩张是本病的基本病变，常见于面部、舌、耳、结膜、手掌或足底等处。通常不高出皮面、颜色鲜红或紫红，压之褪色。本病实验室检查指标一般均正常，反复出血的患者可继发小细胞低色素性贫血，极少病例可伴有血小板功能异常。束臂实验阳性常见，可有出血时间延长。

 198. 遗传性出血性毛细血管扩张症如何诊断及治疗

本病的诊断并不难，某个或几个部位反复出血，多部位毛细血管扩张和有家族史，而血小板功能和凝血机制基本正常即可确诊。

国际HHT基金会的科学顾问委员会于2000年提出如下标准：

①鼻出血：自发反复发作。②毛细血管扩张（嘴唇、口腔、指甲、鼻腔等处）。③内脏受累：如胃肠道毛细血管扩张、肺、肝脏、脑、脊柱AVM 等；家族史：一级亲属有 HHT。符合其中 3 项或 3 项以上即可确诊 HHT。若仅有 2 项，应视为高度怀疑对象，若不足 2 项，不能诊断。

治疗：

对轻症患者可不治疗。对重症有出血倾向者可用下述方法治疗：

（1）补血药物：可给予铁剂等补血药物，以改善因反复出血致贫血所引起的一系列症状。

（2）雌激素：由于提高雌激素水平可促进鼻黏膜角化，保护异常血管免受损伤，因而可有效地控制鼻出血等出血症状。小剂量雌激素置于避孕药中应用反而会加重病情，应予以注意。

（3）皮质类固醇激素：应用皮质类固醇激素制剂也可减轻出血倾向。

（4）栓塞或手术疗法：鼻出血严重者可在紧急使用局部压迫法和血管收缩剂后，采用栓塞法止血。对有反复而严重的大出血者，应查明出血器官和部位，采取手术治疗。

 ## 199. 什么是弥散性血管内凝血 发生的原因有哪些

弥散性血管内凝血（DIC）是在某些严重疾病的基础上，经特定的诱发因素作用而发生的一系列复杂的病理生理过程而表现出的综合征。其病理生理特征是循环血中凝血系统被激活，形成弥漫的微血栓，大量消耗凝血因子和血小板；纤溶系统继发性地被激活，进一步消耗凝血因子，引起全身性出血症状。广泛的血栓使组织器官缺氧，供血不足造成组织器官的损伤。从而在临床上引起微循环障碍、出血倾向及全身器官功能障碍等一系列临床表现。大多数 DIC 起病急骤，病情复杂，发展迅猛，预后凶险，如不及时治疗，常危及患儿生命。

伴发 DIC 的疾病很多,其中最常见的有感染性疾病、恶性肿瘤、手术及创伤、病理产科等。

✚ 200.弥散性血管内凝血的分期、临床表现及治疗原则是什么

按其病理生理特点临床可将弥散性血管内凝血(DIC)分为高凝期、消耗性低凝期和继发性纤溶期,但实际上 DIC 是一个连续且呈恶性循环的过程,具体患者很少有截然的分界线,常常重叠。高凝期又称微血栓形成期,为 DIC 发病的早期,此时,凝血系统被激活,循环血液中形成广泛的微血栓,临床主要表现为血栓形成及微循环障碍,如指(趾)端发绀、大理石花纹等,出血倾向常不明显。实验室检查凝血筛选试验 CT、PT、APTT 等可以正常甚至缩短,纤维蛋白肽 A 及 B 阳性,血小板减少。消耗性低凝期又称中期 DIC。此期凝血因子被大量消耗而使血液浓度降低。此期有出血症状,常与微循环衰竭并存。可有 PT、CT、APTT 等筛选试验延长,血小板严重减少,3P 阳性,FDP 阳性,D - 二聚体阳性。继发性纤溶期又称晚期 DIC,纤溶亢进,血循环中出现大量的纤溶酶原降解产物,临床以广泛出血及脏器功能衰竭为主要表现。实验室检查纤维蛋白原严重降低。3P、FDP、D - 二聚体均可阳性。

DIC 的治疗方案是综合的,其原则是在治疗基础疾病的前提下,根据 DIC 的不同阶段和实验室的检查,补充凝血因子及抗纤溶治疗。

第八章

其 他

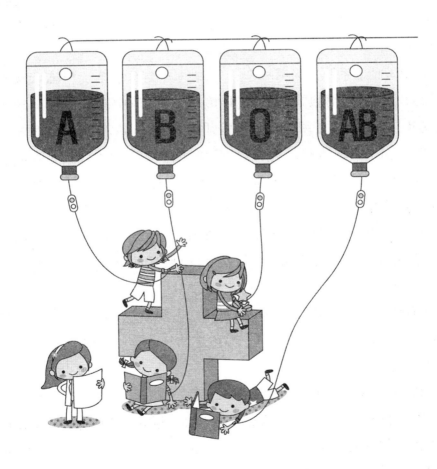

201. 什么是血型 ABO 血型与 RH 血型有何区别

血型即红细胞的表面抗原。至今已确定的红细胞血型系统为 23 个,共有 201 个红细胞抗原,根据红细胞表面决定簇的结构类型,分别属于 15 种以上的不同血型系统,其中最重要的与临床关系最密切的是 1901 年发现的 ABO 血型系统和 1940 年发现的 RH 血型系统。

根据红细胞膜上特异性抗原的有无及种类,ABO 血型的系统可分为 A、B、AB、O 4 种血型。同时,在 1911 年发现 ABO 亚型及特殊 ABO 血型的存在,为临床中 ABO 血型在疾病状态受到影响提供了依据。

ABO 血型系统作为第一个被发现的人类血型系统与临床输血关系最为密切。红细胞缺乏 A 或 B 抗原者,血清中有规律地出现抗 A 或抗 B 抗体(抗体在新生儿出生后开始产生,直到 3~6 个月时才能查出,在 5~10 岁时达到高峰,以后逐渐下降,65 岁以上者抗体水平较低),因此,如果不进行 ABO 血型检查而输血,大约 1/3 的输血将是不相合的。输注 ABO 血型不合的红细胞后果严重,可发生急性血管内溶血、弥散性血管内溶血(DIC)、继发性急性肾衰竭等。母婴 ABO 血型不合可发生新生儿溶血,母亲多为 O 型,这些母体内含有 IgG 类的抗 A 或抗 B 抗体。对 AB 型妇女,无论胎儿 ABO 血型如何,母子间 ABO 血型总是相合的,可免于此病。如果 ABO 血型不合(尤其是受者 O 型,供者 A 型),异基因造血干细胞移植可发生纯红细胞再生障碍性贫血。

Rh 血型系统是红细胞血型中最复杂的一个系统,其重要性仅次于 ABO 血型系统。到目前为止已发现 50 种 Rh 抗原,但与临床关系最为密切的只有 5 种。按其抗原性强弱依次为 D、E、C、c、e,5 种抗原中 D 的抗原性最强,对临床更为重要,临床上习惯将含 D 抗原的红细胞称 Rh 阳性,不含 D 抗原的红细胞称 Rh 阴性。据调查,我国汉族人中阴性率 <1%,少数民族如维吾尔族 Rh 阴性率为 4.97%。Rh 血型系统通过输血或妊娠可产生免疫性抗体,当遇到相应抗原,可导致患者严重不良反应,甚至死亡,临床输血时一般需做 Rh 血型鉴定。

 ## 202. 血型能改变吗

人类 ABO 血型系统的抗原强度在正常情况下终身保持不变。但在特定条件下却会发生血型改变或抗原减弱。血液病患儿因病情需要行造血干细胞移植时,在骨髓配型相合,ABO 血型不合的情况下移植后可能引起受血者血型的改变,改变后的血型会伴随患儿一生。

 ## 203. 什么是成分输血 血液病患儿常用血制品有哪些

成分输血是把血液中各种细胞成分、血浆和血浆蛋白成分用物理或化学的方法加以分离、提纯,分别制成高浓度、高纯度、低容量的制剂,临床根据病情需要,按照缺什么补什么的原则输入相应血制品达到治疗目的。同时也避免或减少患者输注不需要的血液成分,降低由于输血带来的风险。

(1)红细胞:临床上需要输血的患儿 80% 以上需要补充红细胞。红细胞制品种类较多,主要用于贫血患儿,尤其是当 Hb 低于 70g/L 并伴有心肺等重要脏器功能异常者,是输注红细胞的主要适应证,包括悬浮红细胞、浓缩红细胞、少白细胞的红细胞、洗涤红细胞、冰冻红细胞、年轻红细胞和辐照红细胞等。

(2)血小板:血小板的输注适用于预防和治疗血小板减少或血小板功能缺失患儿的出血症状,恢复和维持人体的正常止血和凝血功能。血栓性血小板减少性紫癜(TTP)、溶血性尿毒症综合征(HUS)、肝素诱导性血小板减少症(HIT)均为血小板输注的禁忌证。血小板输注无效的患儿应输注配型血小板。

（3）新鲜冰冻血浆：是由抗凝的新鲜全血于 6 小时内在 4℃ 离心将血浆分出，并迅速地在 −50℃ 以下冰冻成块制成，含有全部的凝血因子，适用于补充体内各种凝血因子的缺乏。急性早幼粒细胞白血病患儿发病初期因有出凝血异常，常输注新鲜冰冻血浆。对输注血浆发生原因不明的过敏反应者及易发生循环超负荷的危险者应慎用。

（4）冷沉淀：是新鲜冰冻血浆在低温下（约 2℃~4℃）解冻后沉淀的白色絮状物，是新鲜冰冻血浆的部分凝血因子浓集制品。用于先天性或获得性纤维蛋白原缺乏症、先天性或获得性凝血因子Ⅷ缺乏症、血管性血友病及甲型血友病。虽然冷沉淀的用途很广，但在制备过程中未做病毒灭活处理，使用时需严格掌握禁忌证，不可滥用。

（5）粒细胞：粒细胞的输注是指输注浓缩粒细胞制品，浓缩粒细胞输注的不良反应和并发症较多，一般用于：①中性粒细胞绝对值低于 0.5×10^9/L。②有明确的细菌感染。③强有力的抗生素治疗 48 小时无效。3 个条件同时具备且充分权衡利弊后才考虑输注。如患者有粒细胞输注适应证，但是由于放化疗或药物等引起的粒细胞缺乏或减少，预计在短时间内恢复正常造血功能，粒细胞计数回升，应避免盲目的进行粒细胞输注。

（6）其他血制品

1）白蛋白：输注白蛋白主要作用是维持胶体渗透压。适用于补充血管内或血管外的白蛋白缺乏，如休克、外伤、手术和烧伤患者的扩容。补充烧伤或肾病、腹水等白蛋白的丢失者。还可用于高胆红素血症和某些药物的解毒。

2）免疫球蛋白：静脉注射免疫球蛋白用于对免疫抗体缺乏者的补充、免疫调节、预防和治疗病毒、细菌感染性疾病等。

（7）各种凝血因子制品

凝血因子Ⅷ浓缩剂用于治疗凝血因子Ⅷ缺乏引起的出血和创伤愈合。如血友病A、血管性血友病和DIC等。

凝血酶原复合物适用于血友病B、先天性或获得性凝血酶原和因子Ⅱ、Ⅶ、Ⅸ、Ⅹ缺乏症,肝功能障碍导致的凝血功能紊乱。

纤维蛋白原制品适用于先天性无或低纤维蛋白原症、继发性纤维蛋白原缺乏、原发性纤维蛋白溶解症等,如应用某些化疗药后导致的纤维蛋白原减少。

 ## 204. 输血的不良反应有哪些

输血不良反应是指在输血过程中或输血后,受血者发生了用原来的疾病不能解释的、新的症状或体征。输血不良反应按发生的时间分为即刻反应和迟发反应:前者是指输血当时和输血后24小时内发生的反应;后者可在输后几天至几十天发生反应。按发生的原因可分为免疫反应与非免疫反应。

常见的输血反应:

(1)非溶血性发热反应:是指在输血期间或输血后1~2小时内,出现不能用其他原因解释的发热。体温升高>1℃、寒战,常在38℃~40℃,可伴有恶心、呕吐、皮肤潮红,是比较常见的输血反应。发热反应包括非免疫性反应和免疫性反应。非免疫性反应主要是热源反应,随着科学技术的发展,热源反应几乎消失;免疫性反应中白细胞抗体是主要和常见的原因之一,是由于输血、器官移植或妊娠的患者,接触了同种异体白细胞,其致敏作用产生免疫性抗体,再次接触时抗原抗体反应而引起内源性致热源释放。确诊为发热反应应终止输血,可给予解热镇痛药或皮质类固醇处理。

(2)过敏反应:是指由于输注血浆和含有血浆的血液成分而引起的一种变态反应性输血反应,其发生率高达1%~3%。表现为单纯性荨麻疹、血管神经性水肿,严重者出现呼吸障碍、休克,甚至死亡。可应用抗组胺药如苯海拉明、盐酸异丙嗪,或肾上腺皮质激素。存在特异性抗体的患者应选用洗涤红细胞或过滤血小板。

(3)溶血性输血反应(HTR):是指在输血开始后发生的、与输血相关的红细胞异常破坏引起的一系列病理反应。急性HTR起病急,在输入10~30mL异型血可出现溶血表现,少数也可以在输血24小时内出现,典型的表现为发冷、寒战、发热、腰背痛、腹痛、胸前压迫感、呼吸困难、紫癜、血红蛋白尿及黄疸。迟发型溶血性输血反应,在输血1天后至数天内出现溶血表现,其表现比急性溶血性输血反应轻。

(4)输血相关性急性肺损伤(TRALI):是指因输入的血液中含有与受者白细胞抗原相应的HLA抗体或粒细胞特异性抗体而导致的与左心衰竭无关的急性肺水肿症状与体征,发生率为1:5000~1:190 000。由于多次妊娠妇女血中存在HLA抗体的概率高,输注来源于多次妊娠献血员血液的患者发生TRALI的概率增加。

(5)细菌性输血反应:是由于血液被细菌污染而造成的严重输血反应。临床表现包括寒战、头痛、发热、皮肤发红、发绀、呼吸困难及血压下降等。患儿的反应程度决定于细菌的种类、毒性和输入数量。

(6)输血相关循环超负荷:是指短时间内输入大量血液或输血速度过快,超过患者循环或心脏负荷能力,导致患者出现心力衰竭或急性肺水肿的一种反应。所以输血时应根据患儿的年龄、体重及基础疾病等情况确定输血的量和速度。也可选择添加剂红细胞以减少输入的容量,并在输血过程中严密观察病情变化,积极采取相应的治疗措施。

(7)输血相关移植物抗宿主病(TA-GVHD):是指受血者输入含有免疫活性淋巴细胞的血制品后,发生的一种与骨髓移植引起的

GVHD 类似的临床症状群。TA - GVHD 是一种致命性的免疫性输血并发症,发生率为 0.01% ~ 0.1%,死亡率为 15%,甚至高达 90%。避免不必要的输血,避免亲属间输血,避免输新鲜血,高危人群输血时应输入照射血制品及降低 TA - GVHD 的发生。

(8)含铁血黄素沉着症,即铁负荷过重:表现为皮肤色素沉着,肝脏及其他内脏病变。可使用铁螯合剂促进铁的排出,并根据临床表现对症治疗。

(9)输血传播疾病:是指输入携带病原体的血液而感染的疾病。献血前所有供者都要进行相关抗体的检测,但据了解即使目前世界上最先进的检测手段也有窗口期(供者近期感染)漏检的可能。最严重的是获得性免疫缺陷综合征,也就是我们常说的艾滋病,它的病原是人类免疫缺陷病毒。另外还包括病毒性肝炎、巨细胞病毒感染、人类 T 淋巴细胞病毒感染、梅毒、疟疾及弓形虫病等。

205. 输血可能传播哪些疾病

献血前所有供者都要进行相关抗体的检测,因此,绝大部分输血是相对安全的。但部分传染病,包括艾滋病、肝炎、梅毒等,据了解即使目前世界上最先进的检测手段也有窗口期(供者近期感染)漏检的可能。随着输血次数的增多这些感染的机会也相应增加。因此,临床中应严格掌握输血指征,尽量减少输血。

经血传播的主要疾病有艾滋病、细菌性败血症、乙型肝炎、丙型肝炎、梅毒、疟疾、巨细胞病毒感染、成人 T 细胞白血病等。其中艾滋病、乙型肝炎、丙型肝炎尤为国内外医学界所关注。此外,输血还可传播甲型肝炎、丁型肝炎、戊型肝炎、非甲非乙型肝炎、E - B 病毒及微小病毒 B19 感染、布氏杆菌病、回归热、黑热病、弓形虫病等。

(1)艾滋病:即获得性免疫缺陷综合征的简称(AIDS)。其病原是人类免疫缺陷病毒(HIV),主要存在于血液和精液中,但在唾液、汗液、尿、泪液、乳液、脑脊液、宫颈阴道分泌物和脑组织液、淋巴结和骨髓中均已发现。其传播途径主要是性传播、血液接触(包括输血、注射药液和创伤、伤口污染)及母婴传播。美国报道 HIV-1 是引起 339 000 例以上 AIDS 的主要病原,其中 6311(1.9%)例由输血引起,另有 2984 例由输注污染的凝血因子引起,用核酸检测后,其风险降低了 50%。近年来,我国 AIDS 感染者日益增加,截止至 2000 年,我国艾滋病实际感染人数可能已超过百万。加之各类性病患者和吸毒人员,实际人数远远超过这个数字,这些人群正是艾滋病感染的传染源和受害者。

(2)病毒性肝炎:是由多种不同类型的肝炎病毒引起,是目前世界,也是我国流行最广泛和十分严重的传染病,占输血传播疾病的 20%。临床表现为发热、乏力、食欲减退、恶心、黄疸、肝大、肝区压痛及肝功能损害等。甲肝和戊肝经粪-口传播,很少经血液传播,一般不转为慢性。乙肝、丙肝和丁肝均可通过血液传播,丁肝往往和乙肝合并发生,有一部分患儿可转为慢性。随着儿童乙肝疫苗接种的普及,HBV 感染率呈下降趋势。而 HCV,由于现有的检测手段和疫苗的限制,其感染的风险大约是 HBV 的 2 倍。接受 HCV 感染血制品的儿童,有 30%~50% 的机会可以自身清除这些感染。其他人会成为慢性感染者。大约 20% 被 HCV 感染的儿童于 18 岁后逐渐出现肝硬化的体征。

(3)人类 T-淋巴细胞病毒(HTLV):成人 T-淋巴细胞病毒,可引起成人 T-细胞白血病和地方痉挛性脊髓病。可通过输血尤其是血细胞制品传播,随着血液储存时间延长而降低传染性,发生率较低。

(4)巨细胞病毒(CMV)感染:巨细胞感染的情况与地理环境及社会经济因素有关。在经济发达、人口密度不高的国家,人群血清抗 CMV 阳性率为 20%,而在经济不发达、人口密度高的地区和国家,人群血清抗 CMV 阳性率可高达 100%。输血感染 CMV 后多数是无症状的,部分患者于输血后 3～4 周可引起类似于单核细胞增多症的表现。对免疫机能完整的患儿不必进行预防,但对免疫力减弱的患儿却存在致命的威胁。如血清学阳性且体重低于 1.5kg 的早产儿,骨髓移植或器官移植的患儿。

206. 血液病患儿是输血越多越好吗

输血疗法是血液病患儿常用的治疗手段之一,长期慢性贫血患儿输血可以帮助他们恢复或保持机体血液循环的平衡和生理功能,白血病患儿化疗后骨髓抑制期输血可以提高放、化疗的耐受力。但是输血会有很多不良反应如:发热反应、过敏反应、循环超负荷、溶血反应等。随着科学进展,虽然检测手段在不断更新,但还有一部分经血液传播的疾病(如:肝炎、艾滋病等)处于窗口期而未被检测出来而导致患儿感染。输血过多还可造成患儿体内铁负荷过多。因此,输血并不是越多越好,而是需要根据病情按需输血。

207. 哪些情况下需输注血小板

输注血小板的指征:①血小板生成减少所致出血:如急性白血病、再生障碍性贫血等。②血小板功能缺陷所致出血:如血小板无力症、巨大血小板综合征等。③特发性血小板减少性紫癜有严重内出血者:如合并颅内出血,此时应尽可能同时静脉输注丙种球蛋白。④急性血小板减少:如输大量储存很久的库存血后或进行体外循环后等。⑤药物性血小板减少症:在停药及应用糖皮质激素后仍不能止血者可考虑输注血小板。

208. 什么是 HLA

在人白细胞上有 3 类抗原,第一类是与自身红细胞血型相同的抗原物质为 ABH、Lewis、Ii、kidd、K、k、Tja、U、Dib 等；第二类是白细胞本身的抗原，中性粒细胞的 NA、NB、NC、ND、NE 等；第三类是与其组织细胞共有的抗原物质，也是最强的同种抗原，即人类白细胞抗原（HLA）。HLA 基因复合物位于第六对染色体短臂远端，也称其为主要组织相容性复合物，HLA 具有向抗原特异性细胞受体传递抗原多胎的生物学功能，在调节机体免疫反应，破坏表达外来抗原的靶细胞方面起重要作用。HLA 是一种移植抗原，通过 HLA 配型能提高移植物的存活率，作为一种遗传标记，已用于疾病关联及人类遗传学的研究。HLA 没有天然抗体，都是经过免疫产生，输血是产生 HLA 抗体的主要原因之一，另外由于妊娠，胎儿与母亲的 HLA 不相合而使母亲产生抗体，器官移植也可引起抗体产生。

209. HLA 的临床意义有哪些

（1）HLA 与输血：大多数情况下，反复输血可产生 HLA 抗体，经产妇则可在妊娠时被胎儿免疫而首次输血便产生反应。I 类抗原在白细胞和血小板上的表达较强，而在红细胞上较弱，因此输注白细胞悬液及含白细胞较多的全血、红细胞可导致 HLA 抗体产生，发生非溶血性反应及血小板输注无效。防止输血引起 HLA 抗体产生可采用白细胞过滤器输血或放射线灭活浓缩血小板中白细胞 HLA 抗原，而减少同种免疫，或者寻找 HLA 相同的供者血输注。人工血小板分离最易引起同种免疫反应，应尽可能采用单采血小板输注，对于严重免疫不合者可采用单采血浆或静脉注射免疫球蛋白治疗。

（2）HLA 与移植：器官移植与 HLA 最密切者为骨髓移植。移植排斥（HVG）和移植物抗宿主病（GVHD）是影响存活的 2 个严重问题，大多由 HLA 不合所制。ABO 不合经过去除受者 ABO 抗体或供者骨髓中红细胞不影响移植效果。

（3）HLA 与亲子鉴定：HLA 由于其多态性及遗传性用于亲子鉴定比红细胞血型更可靠。

（4）HLA 与疾病的关联：HLA 与疾病的关联不被人们广泛地证实。对于临床上怀疑强直性脊柱炎（AS）的患儿检查 HLA – B27 有诊断价值。

 ## 210. Rh 阴性母亲孕育 Rh 阳性胎儿为什么容易发生新生儿溶血

和 ABO 血型系统的抗体不同，Rh 血型系统的抗体比较小，可以透过胎盘屏障。当一名 Rh（ – ）的母亲怀有一个 Rh（ + ）的婴儿，然后再怀有第二个 Rh（ + ）的婴儿，就可能出现新生儿溶血。这是由于母亲于第一次怀孕时所产生的抗 Rh + 红细胞的抗体，在第二次怀孕时抗体透过胎盘与第二个婴儿的血液发生抗原抗体反应而导致溶血发生。以往，Rh 因子不合会引起小产或母亲死亡，以前多数会以输血救治刚出生的婴儿，现在一般会 24 小时内以抗 Rh（ + ）的药物注射医治，最常见为 Rhogam 或 Anti – D。每位 Rh（ – ）的怀孕母亲的婴儿的血型都要找出，如果是 Rh（ + ）的话，母亲便要注射 Anti – D。用意为在母体产生抗体前先将抗原消灭，使母体记忆性 B 细胞不致记忆并自行产生大量抗体。

 ## 211. 什么是血小板输注无效　造成血小板输注无效的因素有哪些

由于免疫因素或其他因素使输入的血小板破坏，从而使输注效果不佳，甚至无效，称为血小板输注无效。一般认为血小板计数在输注 1 小时后 $< 10 \times 10^9$/L 可以认定为无效。

血小板输注无效的原因：人类血小板表面存在复杂的血型抗原，如血小板特异性抗原（HPA1 – 16 系，双个抗原）和相关抗原（ABO 血型和 HLA－A、B 位点抗原)。故反复输注血小板或有妊娠史的妇女,其血清中可产生血小板同种抗体,当再次输入相应抗原的血小板后,会产生血小板抗原－抗体的免疫反应,导致输入的血小板被大量巨噬细胞吞噬,从而使输入血小板的寿命进行性缩短,甚至迅速破坏,血小板计数不仅不升高,反而下降,陷入血小板输注无效的状态。此为免疫因素造成的。另外非免疫因素如患儿有发热、出血、感染、败血症、脾大、弥散性血管内凝血(DIC)等情况,也可发生血小板输注后计数不高的无效状态。

212. 如何评价血小板输注疗效

评价血小板输注后是否有效主要从 3 个方面来检测:即临床止血效果和出血时间、血循环中血小板计数是否增加、血小板在受者血循环内的存活时间。在输注后临床出血时间缩短,说明输注有效。血小板计数和体内存活时间为检验血小板输注效果的指标。

213. 患儿血小板输注无效时应注意什么

血小板输注无效是血小板输注中最主要的并发症。患儿因输入的血小板在体内迅速破坏而危及生命,表现为极度血小板减少、明显出血。当血液病患儿出现血小板输注无效现象时对病症的治疗是十分不利且极度危险的,因此,对于有血小板输注无效危险因素或既往有血小板输注无效的患儿,注意以下几点:

(1)血小板输注后,应重视观察患儿的出血倾向及血小板计数。如输注后数值无明显增高或等于、低于输注前水平时,应高度怀疑血小板输注无效。

(2)血小板输注无效时,应密切观察患儿出血倾向,当血小板低于 30×10^9/L 时,有自发出血的可能,重点观察有无头痛、视物模糊、呕吐等脑出血的先兆,若出现上述症状,应尽快建立静脉通道,以便及早进行脱水、止血治疗。

(3)患儿应卧床休息,不做剧烈运动,保持情绪稳定,进软食,禁食带刺的食物,保持大便通畅等,防止出血发生。

(4)避免各种诱发血小板输注无效的因素,如对患儿实行全环境的保护,可住层流病房,防止感染发生。

(5)有条件者输注单采配型血小板,可以限制同种异体抗原接触,减少或推迟同种免疫反应的发生。

(6)严格掌握血小板输注的适应证,减少预防性血小板输注。

(7)使用 HLA – A、B 配型和血小板交叉配型,增加血小板的相容性。

(8)正确使用白细胞滤器,以去除血小板制剂中的白细胞,禁忌挤压滤器上方管道或用盐水冲洗滤器,以免将过滤后的白细胞再次输入体内。

(9)输注照射血小板制剂:用 $0.3 \sim 0.6 J/cm^2$ 剂量的紫外线(波长为 $280 \sim 320nm$)照射血小板制剂,可以使白细胞失去活性,或失去抗原性。

214.献血对身体有害吗

人体的血液占自身质量的 6%~8%,其中 80% 左右在血液循环系统内流动,20% 左右的血液储存在肝、脾等身体的贮血器官用于补充。如果每次献血 $200 \sim 400mL$ 只占全身血容量的 5%~10% 。不但不会影响人体的正常功能,反而会刺激骨髓的造血功能 ,有利于降低血黏度,避免心脑血管疾病的发生。

献血的同时血液的恢复就开始了。首先身体贮血库中的血液立刻被释放出来参加血液循环,补充血容量,另外血液中的水分和钠盐在献血后1~2小时内恢复,血浆蛋白1~2天内恢复,红细胞恢复稍慢,需要10天左右就能达到献血前的数量。

年龄在18~55周岁之间的(男性体重＞50kg,女性体重＞45kg)健康人群是可以定期、适量的献血。既往无献血反应,符合健康检查要求的多次献血者主动要求再次献血的可延长至60岁。全血每次献血200~400mL,间隔不＜6个月;单采血小板间隔不＜2周,不＞24次/年。因特殊配型需要,经医生批准,最短时间间隔不＜1周,单采血小板后与全血献血间隔不＜4周,全血献血后与单采血小板间隔不＜3个月。全年的血小板及血浆的总采血量不超过10L。

国家为了保证受血者和献血者的共同利益,规定对献血者查体、血液筛查、血液采集均制定了一系列的标准操作规程,血液采集均使用一次性医用卫生材料,不存在献血者因献血而感染经血传播疾病的可能性。所以只要能通过献血前的身体检查,献血对于身体是没有损害的。

215. 血液病患儿能正常进行预防接种吗

预防接种是将生物制品接种到小儿体内,使患儿机体产生对传染病的抵抗力,达到预防传染病的目的。小儿生后缺乏免疫力,预防接种常常能对疾病起到防患于未然的目的。但并不是每一个儿童都能进行正常的预防接种。用来进行预防接种的疫苗分活疫苗和死疫苗2种。活疫苗多是用病毒制备的,不但具有抗原性,而且在进入人体后能在细胞内复制、繁殖。因此,对于有治疗期间细胞免疫缺陷病和联合免疫缺陷的患儿注射活疫苗可引起严重感染,应尽量避免。而死疫苗是由提纯抗原制备的,因为已经灭活,只具有抗原性,注射后不会在小儿体内复制,一般不会造成感染。但对重症免疫缺陷患儿,因其对抗原不能产生免疫反应,故接种死疫苗或提纯抗原,虽不能造成感染,但也不会起到保护作用。因此,对于部分患有血液病的儿童,如白血病、再生障碍性贫血和其他存在免疫缺陷疾病的儿童,在治疗期间和停药 3 个月之内是不能接种任何疫苗的。在停药 3 个月以上或更长时间可以选择性地接种一些减毒灭菌疫苗。除此之外,当患儿出现下列情况时也应避免进行接种:

(1)发热:高热或持续低热较长时间,应恢复后接种。

(2)患儿患急性传染病、慢性病急性发作期或活动期。

(3)有严重心、肝、肾功能的损害。

(4)过敏体质者,接种疫苗要慎重,避免出现速发型变态反应。

(5)近期接受过免疫球蛋白、血及血制品者延迟 3 个月以上再进行接种。

 ## 216. 的不良反应及注意事项有哪些

不良反应可分为三大类:局部反应、全身反应和过敏反应。局部反应最常见而不严重。过敏反应最严重,发生率较低。

(1)局部反应:是最常见的副反应,在灭活疫苗中较常见,如注射部位疼痛、水肿、发红,通常发生在注射后的几小时内,一般比较轻微局限。

(2)全身副反应:是无特异性的反应,包括发热、不适,肌肉疼痛、头痛、食欲减退等。这些症状常见而无特异性,可以由于疫苗接种而发生,也可以因为与疫苗无关的情况而产生,如伴随病毒感染。减毒活疫苗比灭活疫苗更容易发生全身副反应。引起的副反应包括发热或皮疹等症状,是自然疾病的一种轻微形式,一般发生在免疫接种 1～2 周后。

(3)过敏反应:最严重的副反应。可由疫苗抗原本身或疫苗的一些其他成分引起,如细胞培养物质、稳定剂、防腐剂或抑制细菌生长的抗生素等。疫苗引起的严重过敏反应可能会危及生命,但其发生率小于1/50万。过敏的风险可以通过接种前的筛检减少到最低。

预防接种前的注意事项:

(1)预防接种前,家长要给孩子清洗注射局部,穿干净宽松的衣服。

(2)接种前向医生详细说明孩子的健康状况,经医生确认没有接种"禁忌证"方可接种。

预防接种后应注意以下几方面:

(1)接种疫苗后应观察20分钟后无不适再离开,便于医生及时处理迟发的过敏反应。

(2)适当休息,不做剧烈运动。

(3)不吃辛辣刺激性食物,多饮温开水。

(4)保持接种部位皮肤清洁卫生,接种后3天内避免洗浴。嘱患儿勿用手搔抓接种部位,以免发生注射部位的感染。

(5)注意观察患儿,如有轻微发热,经多饮水、适当休息症状很快消失,属接种后正常反应,家长可不必惊慌。若患儿出现持续高热、注射局部红肿热痛、皮疹有增无减、精神萎靡不振时,应立即到医院诊治。

217. 患儿需拔牙时怎么办

小孩换牙、拔牙,这是司空见惯的事情。但是,血液病患儿拔牙可就不那么简单了。如果患儿正处于化疗后骨髓抑制期,血红蛋白、血小板、白细胞计数均低于正常值,拔牙会继发出血、感染等严重后果,应尽量避免。如必须拔牙,则应先行治疗,待病情缓解后进行,并应使用止血药和抗生素以减少出血过多和感染的发生。

拔牙时机的选择:一般认为当患儿符合下列条件时拔牙是相对安

全的:红蛋白数在 60g/L 以上,血小板计数在 30×10^9/L 以上,白细胞计数不低于 3.0×10^9/L,血友病患儿Ⅷ因子水平提升至正常水平;患儿无出凝血异常且无发热、感染,一般状况良好。

218. X 线会增加胎儿白血病的发病几率吗

女人在怀孕期间进行 X 光检查,的确有增加胎儿出生后患白血病的机会。那么,孕妇在怀孕期间偶尔进行一次透视或拍上一张 X 光片子,问题就会如此严重吗? 那也不一定。

现代医学认为,胎儿遭受一拉德(射线量单位)以上 X 光照射后,往往容易诱发孩子白血病;而小于此剂量,则发生的机会显著减少。一次 X 光透视远远不到一拉德,而一次腹部 X 线拍片,胎儿受到的 X 光剂量也仅仅接近 0.5 拉德,所以偶尔一次接触微小量的 X 光,问题还不至于那么严重。

具体说来:

1)与照射剂量有关:研究证实,受孕后 6～8 周的孕妇只要接受 42～60 伦琴(拉德)的 X 线辐射,就会使胚胎基因的结构发生变化,或者使染色体发生断裂,从而造成胎儿畸形甚至胎儿死亡。一般认为在怀孕头 4 个月胎儿吸收 X 射线剂量在 10 伦琴(拉德)以上(相当于 10 次胸透剂量),容易造成畸形。国际放射防护委员会认为:整个怀孕期间接受 X 光剂量超过 10 伦琴(拉德),必须终止妊娠。也有学者提出胎儿被损害的最低量为 2 伦琴(拉德)。X 线如果直接照射子宫,辐射量超过 6 伦琴(拉德),将会提高胎儿先天性白内障的发病概率。

(2)与照射部位有关:照射在胸部、手脚等远离胎儿的部位比腹部、骨盆离胎儿近的部位好些。卫生部明确要求受孕后 8～15 周的育龄妇女,不得进行下腹部放射影像检查,尽量以胸部 X 射线摄影。

妊娠 3 个月以后,胎儿的大多数器官已经基本形成,X 线检查对胎儿的危害虽然小了一些,但也会影响胎儿的性腺、牙齿和中枢神经系统的继续发育,使胎儿在子宫内发育缓慢,出生后智力低下。在妊娠末期,胎儿器官发育基本成熟,这时接受 X 光检查危害不大。另外,有关专家还指出,早期胎儿被 X 线照射,还有可能在其 10 岁以内增加发生恶性肿瘤和血癌的危险。

育龄妇女在月经前不宜做 X 线检查。这是因为育龄妇女在月经期前正处于排卵阶段,同时也可能是受精怀孕初期,如果此时接受 X 线射线照射检查,则可使其卵细胞或受精卵受到损伤甚至死亡。所以,现在有些国家的卫生部门已明确规定,育龄妇女做 X 线检查时,必须在月经后 10 天内进行。

219. 患有遗传性血液病患者能正常结婚生育吗

具有遗传因素的血液病患者在掌握遗传规律的基础上,可以通过开展优生学宣传教育、婚前咨询、产前遗传学检查等采取积极的预防措施,以达到优生、优育、提高人口素质,避免或减少血液病患儿的出生之目的。

参考文献

1. 竺晓凡，等. 小儿血液学[M]. 天津:天津科学技术出版社,2005.

2. 邓家栋,杨崇礼,杨天楹. 临床血液学[M]. 上海:上海科学技术出版社,2001.

3. 张慧敏. 儿童血液病护理问答[M]. 天津:天津科技翻译出版公司,2010.

4. 谢英志,胡孟英. 儿科主治医师480问[M]. 北京:北京医科大学中国协和医科大学联合出版社,1998.

5. 钱林生,邵宗鸿. 血液内科主治医师450问[M]. 北京:北京医科大学中国协和医科大学联合出版社,1999.

6. 钱林生,竺晓凡. 血液病的自我发现[M]. 北京:中国协和医科大学出版社,2001.

7. 中华人民共和国卫生部医政司. 临床输血须知. 北京:中华人民共和国卫生部,1999.

8. 黄晓军. 血液病[M]. 北京:中国医药科技出版社,2004.

9. 刘纯艳.《器官移植护理学》[M].（第1版）. 北京:人民卫生出版社,2008.1.

10. 尤黎明. 内科护理学[M]. 北京:人民卫生出版社,2003.

11. 朱念琼. 儿科护理学[M]. 北京:人民卫生出版社,2003.

12. 胡丽华. 临床输血检验[M]. 北京:中国医药科技出版社.2010.

13. 王焱,万芙荣,周靖. 血液病知识问答[M]. 北京:军事医学科学出版社,2010.

14. 王茹燕,史恩祥,陈筱霞. 血型抗体缺失导致ABO血型正反不符一例分析[J]. 解放军医药杂志(原《华北国防医药》),2011,23(4):48-49.

15. 国素华. 细菌感染人体引起血型变异1例分析[J]. 中国误诊学杂志,2007,7(4):846.

16. 朱莉丽,潘振英,黄丹. 强化心理护理干预对初次献血者献血反应的影响[J]. 中国医药指南,2011,(3):134-135.

17. Salvador A, Savageau MA. Quantitative evolutionary design of glucose - 6 - phosphate dekydrogenase expesion in human enythrocytes. ProcNatl Acad sai

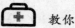

USA,2003.

18. Nobili V,Vento S,Comparcola D,et al. Autoimmune hemolytic anemia and auto-immune hepatitis associated with parvovirus B19 infection. Pediatr Infect Dis J, 2004,23:184.

19. Nishimura JI,Kanakura Y,Ware RE,et al. Clinical course and flow cyrometric a-nalysis of paroxysmal nocturnal hemoglobinuria in the United States and Japan. Medicine(Baltimore),2004,83:193.